Pflegekompakt

Der Autor:

Hartwig Humbert, Krankenpfleger mit der Weiterbildung zum Lehrer für Pflegeberufe, ist Leiter der Krankenpflegeschule der Asklepios-Südpfalzkliniken in Kandel und übt diverse Lehrtätigkeiten in Aus-, Fort- und Weiterbildung und an einer Fachhochschule aus.

Hartwig Humbert

Injektionen
und Blutentnahmen

Verlag W. Kohlhammer

Die Deutsche Bibliothek – CIP-Einheitsaufnahme

Humbert, Hartwig:
Injektionen und Blutentnahmen / Hartwig Humbert. – Stuttgart ;
Kohlhammer, 2002
  (Kohlhammer Pflege : Kompakt)
  ISBN 3-17-017086-4

1. Auflage 2002

Alle Rechte vorbehalten
© 2002 W. Kohlhammer GmbH Stuttgart
Umschlag: Gestaltungskonzept Peter Horlacher
Gesamtherstellung: W. Kohlhammer
Druckerei GmbH + Co. Stuttgart
Printed in Germany

Vorwort

Injektionen sind häufige Tätigkeiten von Pflegekräften, die teilweise sehr routiniert, von manchen jedoch auch mit einer großen Unsicherheit durchgeführt werden. Wo die nötige Übung fehlt, unterlaufen leicht Fehler, und es entsteht schnell Angst vor rechtlichen Konsequenzen.

In dieser Monografie werden Untersuchungen, Methoden, Hinweise und Empfehlungen zu intramuskulären, subkutanen und intrakutanen Injektionen sowie Blutentnahmen zusammengefasst. Neben juristischen und hygienischen Grundlagen wird speziell auf die anatomischen Verhältnisse eingegangen, die es bei Injektionen besonders zu beachten gilt. Ein großes Augenmerk liegt zudem auf der Auswahl des Materials, dem Aufsuchen der Injektionsstelle, auf einer schmerzarmen Durchführung sowie auf der Darstellung der möglichen Komplikationen und ihrer Vermeidung. Ein pharmakologisches Kapitel bietet eine ausführliche Beschreibung der am häufigsten vom Pflegepersonal applizierten Arzneimittel Heparin und Insulin.

Ich danke den Firmen, die Illustrationen zu diesem Buch zur Verfügung stellten. Besonderer Dank gebührt der Firma Novartis Pharma GmbH, die den Abdruck einer Vielzahl von Fotos aus der Broschüre „Subcutane und intramuskuläre Injektionstechniken" gestattete.

Ein herzliches Dankeschön an den W. Kohlhammer Verlag, der sich dieser Pflegethematik angenommen hat, besonders auch der Lektorin im Pflegelektorat, Frau Sabine Mann, für die intensive Betreuung und Begleitung.

Über konstruktive Kritik durch die Leserinnen und Leser würde ich mich sehr freuen. Nehmen Sie einfach Kontakt mit mir auf:

Hartwig Humbert
Asklepios-Südpfalzkliniken GmbH
Luitpoldstraße 14, 76870 Kandel
h.humbert@asklepios.com

Kandel, im Frühjahr 2002
Hartwig Humbert

Inhalt

Anhang

1 Einführung

Ab Mitte des 19. Jahrhunderts werden mit der von Charles Gabriel Pravaz ursprünglich zur Krampfaderbehandlung entwickelten Spritze Arzneiinjektionen durchgeführt. Im 20. Jahrhundert stellt seit den zwanziger Jahren die Verabreichung von Insulin vorwiegend durch subkutane Injektionen die wichtigste Therapiemaßnahme in der Behandlung von Diabetespatienten dar. Nachdem in den Siebzigern die industrielle Herstellung von Heparin gelang, sind diese Präparate für die Thromboseprophylaxe in der Versorgung frisch operierter oder immobiler Patienten nicht mehr wegzudenken. In der ambulanten Therapie sind intramuskuläre Injektionen die häufigste Spritzenart.

1.1 Vor- und Nachteile von Injektionen

Vorteile der parenteralen Medikamentapplikation:
- *Präzise Dosierung* eines Medikaments, unabhängig von der enteralen Resorption.
- *Schneller Wirkungseintritt* durch das direkte Einspritzen eines Arzneimittels ins Gewebe oder in ein Gefäß.
- *Beeinflussung von Wirkungseintritt und Wirkungsdauer* durch die Wahl der Injektionsart und des Injektionsortes.
- *Verabreichung von Medikamenten,* die im Magen-Darm-Trakt nicht aufgenommen oder aber verdaut und damit unwirksam werden (z. B. Heparin oder Insulin, die sich aus Eiweißketten zusammensetzen).
- *Psychologische Wirkung* auf den Patienten: Im Allgemeinen gilt eine Spritze als wirkungsvoller als „nur eine Tablette".

Nachteile von Injektionen:

- Jede Injektion stellt eine *Körperverletzung* dar. Sie bedarf aus strafrechtlichen Gründen (außer im Notfall) einer Zustimmung des Patienten.
- Die *Verletzung der Haut* und des darunter liegenden Gewebes ist mit Gefahren verbunden und kann medizinische Komplikationen nach sich ziehen.
- Das *injizierte Medikament* kann nicht mehr aus dem Organismus entfernt werden. Treten z. B. Vergiftungen oder allergische Reaktionen auf, so können lediglich Stoffwechsel und Ausscheidung gefördert oder schädliche Reaktionen durch ein Antidot verhindert werden.
- Injektionen sind häufig *schmerzhaft* und können *Angst* auslösen.

1.2 Juristische Aspekte

1.2.1 Zuständigkeiten der Berufsgruppen

Aus dem Blickwinkel der Rechtsprechung sind Injektionen Teil der Heilkunde, die medizinische Fachkenntnisse und Erfahrung erfordern, denn bei diesen Maßnahmen besteht eine erhöhte Gefahrendichte.

Die medizinisch-therapeutisch geprägten Tätigkeiten des nichtärztlichen Personals („Behandlungspflege") sind von der ärztlichen Anordnung abhängig. Die Entscheidungskompetenz über Medikament, Dosierung und Verabreichungsart liegt allein beim Arzt. Diesem obliegt auch die Verantwortung für die Delegierung medizinischer Tätigkeiten sowie die Aufsichtspflicht über die korrekte Durchführung.

 Achtung

Der Arzt darf nichtärztliche Berufsgruppen mit der Durchführung heilkundlicher Maßnahmen nur dann beauftragen, wenn er sich davon überzeugt hat, dass die Person über die notwendigen Kenntnisse und Fertigkeiten zur Durchführung der Tätigkeit verfügt.

Empfehlungen

Stellungnahme der Bundesärztekammer (1974):
„Injektionen, Infusionen und Blutentnahmen sind Eingriffe, die zum Verantwortungsbereich des Arztes gehören. Der Arzt kann mit der Durchführung dieser von ihm angeordneten Maßnahmen sein medizinisches Assistenzpersonal beauftragen, soweit nicht die Art des Eingriffes sein persönliches Handeln erfordert.

Da Injektionen, Infusionen und Blutentnahmen nicht zu dem üblichen Aufgabenbereich des ausgebildeten Assistenzpersonals gehören, bleibt der Arzt in jedem Fall für die Anordnung und ordnungsgemäße Durchführung der Eingriffe sowie für die Auswahl und Überwachung der Hilfskraft verantwortlich. Der Arzt darf daher die Durchführung nur solchen Hilfskräften übertragen, die in der Punktions- und Injektionstechnik besonders ausgebildet sind und von deren Können und Erfahrungen er sich selbst überzeugt hat.

Die Durchführung von Injektionen, Infusionen und Blutentnahmen außerhalb des ärztlichen Verantwortungsbereiches ist nur in Notfällen vertretbar, in denen ein Arzt nicht erreichbar ist."

Stellungnahme der Deutschen Krankenhausgesellschaft (1980):
„Der Arzt darf nur Krankenschwestern, Krankenpfleger usw. und unter diesen nur solche beauftragen, die für die jeweils zu übernehmende Aufgabe qualifizierte Kenntnisse, Fertigkeiten und Fähigkeiten nachweisen. Für die Durchführung von intramuskulären und intravenösen Injektionen, Infusionen und Blutentnahmen muss die Qualifikation der Krankenpflegepersonen durch einen Arzt festgestellt und durch den leitenden Abteilungsarzt schriftlich bestätigt worden sein; die Anerkennung einer erfolgreich durchlaufenen Weiterbildung in der Intensivpflege ersetzt diese Bestätigung. Die allgemeine Überwachungs- und Beaufsichtigungspflicht des Arztes bleibt unberührt.

Der Arzt darf die Durchführung von intravenösen Injektionen, Infusionen und Blutentnahmen nur ad personam an die einzelne Krankenpflegeperson übertragen; die Durchführung von subkutanen und intramuskulären Injektionen kann er generell auf wie oben beschrieben qualifizierte Krankenpflegepersonen übertragen."

Stellungnahme der Arbeitsgemeinschaft Deutscher Schwesternverbände und des Deutschen Berufsverbandes für Pflegeberufe (1989):
„Subkutane und intramuskuläre Injektionen gehören zum Tätigkeitsbereich der Krankenschwestern. Der Arzt kann ihnen die Verabreichung dieser Injektionen generell übertragen, wenn er sich von ihren Kenntnissen, Fähigkeiten und Fertigkeiten überzeugt hat. Es muss jeweils eine schriftliche Anordnung vorliegen... Intravenöse Injektionen sind grundsätzlich ärztliche Tätigkeiten. Sie gehören üblicherweise nicht zum Aufgabenbereich der Krankenpflegepersonen, weil diese weder die notwendigen pharmakologischen Kenntnisse haben noch bei unvorhergesehenen Reaktionen selbständig ein Gegenmittel verordnen und verabreichen dürfen...

Die Blutentnahme ist ein Eingriff, der zum Verantwortungs- sowie Aufgabenbereich des Arztes gehört. Soweit es sich um die Gewinnung von Kapillarblut bzw. Venenblut handelt, kann sie in den Tätigkeitskatalog der Krankenschwester aufgenommen werden, wenn sichergestellt ist, dass die Punktionstechnik eingeübt und Kenntnisse über besonders zu beachtende Umstände vermittelt wurden. Die Venenpunktion darf von der Krankenschwester ausschließlich zum Zwecke der Blutentnahme durchgeführt werden.

Soll die umfassende Pflege der Kranken gewährleistet werden, müssen bei Übernahme ärztlicher Tätigkeiten durch das Krankenpflegepersonal entsprechende Berechnungen im pflegerischen Stellenplan erfolgen."

Der Arzt muss bei seiner Anordnung den Gesamtzustand des Patienten, den Schweregrad der Tätigkeit sowie Wirkung und Gefahren des angeordneten Medikaments berücksichtigen und die Pflegekraft darüber informieren. Die Pflegekraft kann im Einzelfall die Übernahme einer solchen Maßnahme ablehnen, wenn sie sich dem nicht gewachsen fühlt, ohne dass dadurch ihr Arbeitsverhältnis in Gefahr gerät. Der Einrichtungsträger muss die Angestellten gegen entsprechende Haftungsansprüche versichern.

Die juristischen Kommentatoren sind sich in folgenden Punkten einig:

- Die ärztliche Anordnung ist schriftlich festzuhalten und vom Arzt abzuzeichnen.
- Der Patient und das zu verabreichende Medikament sind namentlich zu benennen.
- Menge, Art und Zeitpunkt der Verabreichung ist festzulegen.
- Der Arzt trägt die Anordnungsverantwortung.
- Die Pflegeperson trägt die Übernahme- und Durchführungsverantwortung.
- Die Klinikleitung trägt die Organisationsverantwortung.

Die Ausbildungs- und Prüfungsordnung für Krankenpflegeberufe (1985) legt intrakutane, subkutane und intramuskuläre Injektionstechniken als Ausbildungsinhalte fest. Darüber hinaus gehende Lehrinhalte sind möglich, aber nicht vorgeschrieben. Da differenzierte einheitliche Ausbildungsrichtlinien fehlen, ist es deshalb immer notwendig, die Kenntnisse und Fähigkeiten im Bereich Injektionen und Blutentnahmen im Einzelfall zu überprüfen. Die Organisationsverantwortung im Krankenhausbereich tragen dafür neben der ärztlichen Berufsgruppe auch die Pflegedirektion und die Stationsleitung.

Empfehlenswert sind deshalb entsprechende Dienstanweisungen, Standards und die Erstellung eines entsprechenden Befähigungsnachweises („Spritzenschein").

⚡ **Achtung**

Auszubildende dürfen nur *unter unmittelbarer Aufsicht* und unter Anleitung eines Arztes oder einer Krankenpflegeperson *sub-*

kutane oder *intramuskuläre Injektionen* sowie *venöse Blutent-nahmen* durchführen. Die Durchführungsverantwortung trägt die anleitende Person.

Nach allgemeiner Rechtsauffassung dürfen *Krankenpflegehelfe-rinnen und -helfer* nach gründlicher praktischer Berufserfahrung und entsprechender Unterweisung subkutane Injektionen durch-führen.

1.2.2 Aufklärungspflicht

Im Sinne des Strafrechts ist eine Injektion wie jeder „Eingriff in die körperliche Unversehrtheit" eine „tatbestandsmäßige Körper-verletzung". Behandlungsmaßnahmen sind deshalb nur dann rechtmäßig, wenn der Patient über den Eingriff aufgeklärt wurde, in die Maßnahme eingewilligt hat und diese dann auch wirklich fachgerecht durchgeführt wurde.

 Merke
Die Aufklärungspflicht hat alleine der Arzt, er kann diese Aufgabe nicht an anderes Personal delegieren.

De jure darf eine Krankenpflegeperson eine Injektion nicht durch-führen, wenn sie feststellt, dass die Aufklärung durch den Arzt nicht oder nur unzureichend erfolgt ist. Der Arzt ist dann entspre-chend zu informieren, damit die Aufklärung nachgeholt wird.

Gegen den Willen des Patienten kann im Allgemeinen keine Maß-nahme ergriffen werden. Ausnahmen bilden Behandlungsmaß-nahmen zum Eigenschutz des Patienten und Fremdschutz der Umgebung. Injektionen dürfen in diesem Falle nur in unmittelba-rer Anwesenheit eines Arztes erfolgen. In diesen Sonderfällen müssen weitere juristische Bedingungen beachtet werden, die auf Grund der differenzierten Inhalte an dieser Stelle nicht behandelt werden können.

1.3 Maßnahmen aus der Fürsorgepflicht des Arbeitgebers

- Der Arbeitgeber ist gesetzlich verpflichtet dafür zu sorgen, dass Arbeitnehmer vor Aufnahme ihrer Tätigkeit und dann in regelmäßigen Abständen „eingehend" und „nachweislich" z. B. durch die Leitung der Abteilung über persönliche Schutzmaßnahmen und das Verhalten bei Zwischenfällen aufgeklärt werden.
- Impfungen gegen Serum-Hepatitisformen müssen angeboten und den Arbeitnehmern dringend empfohlen werden. Der Impferfolg ist zu kontrollieren.
- Handschuhe z. B. zur Blutentnahme sind ausreichend zur Verfügung zu stellen.
- Desinfektionsmittel und geeignete Entsorgungsgefäße für Kanülen und Glasabfälle müssen entsprechend vorhanden sein.
- Der Arbeitnehmer muss wissen, wohin er sich im Verletzungsfall wenden muss.
- Für die Blutentnahme empfiehlt der „Arbeitskreis für Krankenhaushygiene" die vorzugsweise Verwendung von geschlossenen Vakuumsystemen.

2 Vorbereitung von Injektionen und Blutentnahmen

2.1 Maßnahmen der Asepsis und des Selbstschutzes

Ein *hygienisches Vorgehen* bei der parenteralen Verabreichung von Medikamenten sowie bei der Blutentnahme und anderen Punktionen ist wesentlich für die Sicherheit der behandelten Patienten. Auch wenn der menschliche Organismus durchaus in der Lage ist, Mikroorganismen abzuwehren, dürfen die Aspekte der Asepsis nicht vernachlässigt werden. Auch für Gesunde können Hospitalismuskeime zur Gefahr werden, für Abwehrgeschwächte und bei einem durch Vorbehandlung herabgesetzten immunologischen Status ist das saubere Arbeiten des behandelnden Teams geradezu lebensnotwendig, besonders in Zeiten, in denen Problemkeime wie MRSA etc. an Bedeutung gewinnen.

Zur Sicherheit gehört jedoch auch der *Selbstschutz des Personals*. Schutzhandschuhe bei der Blutentnahme sind eine Selbstverständlichkeit, denn einem Patienten ist eine mögliche Hepatitis- oder HIV-Infektion nicht anzusehen. Auch diesbezüglich negative Laborergebnisse befreien nicht von der Pflicht zum Selbstschutz. Die Händedesinfektion vor dem Richten von Spritzenmaterial und vor der Durchführung der Injektion versteht sich von selbst.

⚡ **Achtung**

Häufig vernachlässigt wird die *Desinfektion des Verschlussstopfens* von Stechampullen. Selbst beim frischen Anstechen solcher Ampullen garantieren nur wenige Hersteller durch entsprechende Materialbeschaffenheit des Verschlusses eine Sterilität der Oberfläche. Offene Entnahmekanülen sollten der Vergangenheit angehören. Aber auch Mehrfach-Entnahme-Spikes müssen durch ein Sprühantiseptikum (nicht in den offenen Spritzenansatz hinein!) desinfiziert werden, um die Keimflora zu dezimieren.

Die Notwendigkeit der *Hautdesinfektion an der Einstichstelle* vor allem bei subkutanen Injektionen, speziell von Insulin, wurde wiederholt in Frage gestellt. Eine strenge „Gegenpartei" fordert für jede Injektion analog dem Vorgehen bei Punktionen ein aseptisches Vorgehen inklusive der Benutzung steriler Tupfer, Beachtung der lehrbuchgemäßen Wischrichtung bei aseptischen Wunden und der strengen Beachtung der Einwirkzeit.

Allerdings wird die Reinigung der Haut mittels Alkoholtupfer in ihrer Wirksamkeit meist überschätzt. Wie wir aus Untersuchungen perioperativer Hygienebedingungen wissen, ist beim üblichen Verfahren der Hautdesinfektion nur eine Keimreduktion, keinesfalls die lückenlose Beseitigung aller pathogenen Keime erreichbar. In dem Wissen, dass sich im menschlichen Organismus mehr Mikroorganismen als eigene Körperzellen befinden, die dem Körper in der Regel nicht schaden, können wir die Notwendigkeit der Keimfreiheit relativieren.

Die Oberflächenstruktur der Haut macht es uns nahezu unmöglich, Injektionen ohne Gefahr der *Keimeinschleppung* durchzuführen. In der Praxis der medizinischen und pflegerischen Behandlung ist nicht immer gewährleistet, dass die Einwirkzeiten des Desinfektionsmittels konsequent eingehalten werden. Durch Verbesserung der Produkte und neue Einwirkzeiten von 15 bis 30 Sekunden ist die Umsetzung solcher Hygienerichtlinien allerdings inzwischen realitätsnaher geworden.

Die Wirksamkeit der Desinfektionslösungen verläuft kurvenartig. Bereits nach wenigen Sekunden sind mehr als die Hälfte der Keime wirkungslos. Nach der Hälfte der Einwirkzeit sind etwa 80 bis 90 % der Hautflora zerstört, doch auch am Ende der vorgeschriebenen Einwirkzeiten können wir nur von einer *Keimreduktion* reden.

Problematisiert wird die *Reizung der Haut* durch die Desinfektion mit Alkohol. Wenn durch den Einstich Alkoholspuren unter die Haut verschleppt werden, kann es zu unangenehmen Entzündungserscheinungen oder Unverträglichkeitsreaktionen kommen. Bei empfindlichen Patienten ist ein Verzicht auf eine Hautantisepsis durchaus zu vertreten. Zudem gilt zu bedenken, dass manchen Heparinlösungen Alkohol als Desinfektionsmittel beigefügt ist.

⚡ **Achtung**

Im medizinischen Alltag werden für Injektionen meist (nach der Herstellung sterilisierte) Zellstofftupfer verwendet, die aus einem entsprechenden Rollenspender entnommen werden. In verschiedenen Testreihen konnte festgestellt werden, dass diese Tupfer bei der Verwendung eine deutliche *Keimbesiedlung* aufweisen. Diese können vor allem für abwehrgeschwächte Patienten, zu denen auch Diabetiker zu rechnen sind, durchaus zur Gefahr werden. Missachtet werden in diesem Zusammenhang meist einfache Hygieneaspekte, wenn beispielsweise die benutzten Rollenspender so gut wie nie gereinigt oder desinfiziert werden.

Neben diesen grundlegenden Maßnahmen ist deshalb zu empfehlen, den unsterilen Zellstofftupfer nur mit Alkohol getränkt zu verwenden. Wer Kosten und Abfall nicht scheut, kann steril verpackte Tupfer (trocken oder gar mit Alkohol getränkt) verwenden.

Bei der venösen Blutentnahme sind grundsätzlich Systeme mit Ventil erforderlich, um das Austreten von Blut auch beim Wechsel der Laborröhrchen zu verhindern.

💡 **Merke**

Die Berufsgenossenschaften und Gemeindeunfallversicherungsverbände schreiben zum Öffnen von Glasampullen grundsätzlich den sog. „Tupferschutz" vor, um unnötige Verletzungen zu vermeiden (☞ Abb. 1). Glasampullen müssen heute nicht mehr angesägt werden, sie sind durch einen Brechring in der Ampullenkerbe oder durch einen Punkt auf dem Ampullenhals gekennzeichnet. Bei der Punktmarkierung ist darauf zu achten, dass der Ampullenhals von dem Punkt weg geöffnet wird.

In die Unfallverhütungsvorschriften ist zudem ein Verbot des Zurücksteckens von Kanülen in die Schutzhülle („recapping") aufgenommen worden. Nach der Benutzung müssen Nadeln ohne Kanülenschutz unmittelbar in entsprechenden Kanülenabwurfbehältern entsorgt werden, die dann natürlich auch patientennah mitzuführen sind.

Als Ausnahme wäre noch die sog. Non-Touch-Technik zu akzeptieren (☞ Abb. 2). Hierbei wird die gebrauchte Kanüle ohne Einsatz einer zweiten Hand in den abgelegten Kanülenschutz zurück

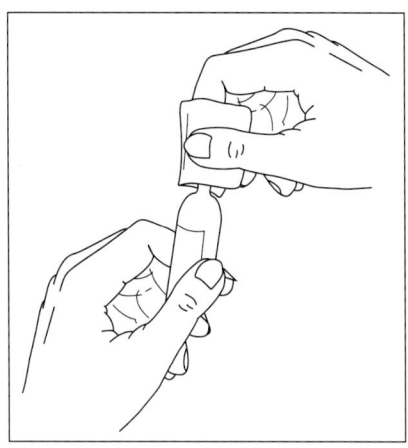

Abb. 1: Tupferschutz gegen Verletzungen beim Aufbrechen von Glasampullen

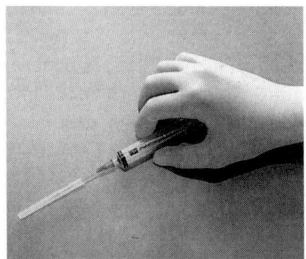

Abb. 2: Wiederaufsetzen des Kanülenschutzes in Non-Touch-Technik

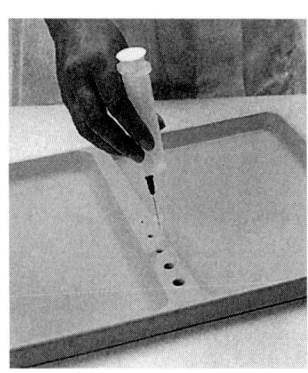

Abb. 3: „Spritzentablett hali-tab® (Hammerlit)

geschoben. Sehr praktisch sind dazu auch Spritzentabletts mit vorgefertigten Löchern unterschiedlicher Größe, die die Kanülenabdeckung fixieren. Auch hier können die Nadeln mit einer Hand zurückgesteckt werden (☞ Abb. 3).

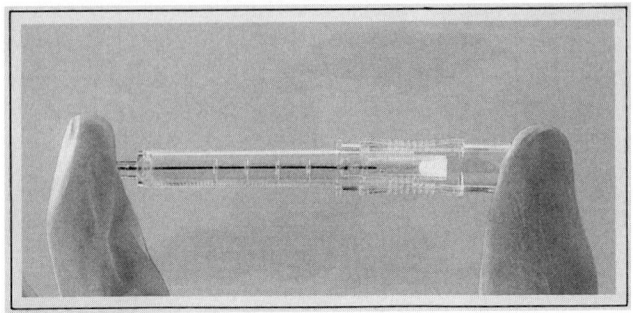

Abb. 4: Protective-Acuvance-Nadel der Firma Ethicon Endo-Surgery

Die Industrie stellt zudem Spezialkanülen zur Verfügung, die versehentliche Stichverletzungen absolut vermeiden helfen. Leider haben diese Produkte aus preislichen Gründen bisher nur wenig Eingang in die Praxis stationärer und ambulanter Einrichtungen gefunden.

Eine Schutzkappe umschließt diese Kanülen entweder permanent, sowohl vor als auch nach der Injektion, oder wird nach der Injektion bzw. Blutentnahme über die Nadel gestreift und fixiert, so dass Verletzungen ausgeschlossen sind. Der Verschluss kann zum Schutz von Personal und Patienten nach der Benutzung nicht mehr geöffnet werden (☞ Abb. 4).

⚡ Achtung

Mitarbeiter in Gesundheitsfachberufen, die permanent mit Blut arbeiten, müssen vor Aufnahme ihrer Tätigkeit und auch danach in regelmäßigen Abständen durch die Abteilungsleitung eingehend über Schutzmaßnahmen und fachgerechtes Verhalten unterwiesen werden. Über diese Schulungen ist ein Nachweis zu führen.

2.2 Fünf-R-Regel

Um eine korrekte Medikamentenapplikation zu gewährleisten, ist eine einprägsame *Checkliste* für die Vorbereitung einer Injektion gebräuchlich. Empfohlen wird dazu eine dreimalige Kontrolle dieser Aspekte: vor dem Richten, während dem Aufziehen sowie ein letztes Mal vor der Applikation des Medikaments.

- *Richtiger Patient*
  Hier sind vor allem Verwechslungen bei Namensgleichheit und bei unbekannten Patienten möglich.

- *Richtiges Medikament*
  Zu beachten sind hier die exakten Namenszusätze wie beispielsweise *„mite"*, *„retard"*, *„mono"*, *„comp."*, *„N"*, *„sine"*, *„S"*, *„forte"*, *„novo"* etc. die jeweils unterschiedliche Zusammensetzungen, Dosierungen oder Resorptionszeiten ausmachen.

- *Richtige Darreichungsform bzw. Verabreichungsart*
  Bei Injektionen ist hier vor allem zu beachten, ob das Medikament überhaupt s. c. oder i. m. verabreicht werden darf. Bei einigen Arzneimitteln ist sogar die Injektionsstelle vorgeschrieben.

- *Richtige Dosierung*
  Besonders leicht werden Angaben wie *ml*, *mg* und *g* sowie Prozent verwechselt. Auch die Umrechnung von Insulin- oder Heparineinheiten in ml kann leicht zu Fehlern führen (☞ S. 80 ff.).

- *Richtiger Zeitpunkt*
  Bei Injektionen ist häufig eine bestimmte Tageszeit vorgegeben oder aber der Spritz-Ess-Abstand (bei Insulinen) zu beachten (☞ S. 78).

2.3 Weitere Aspekte der Vorbereitung

Merke

1. Wie bei allen Medikamenten ist auf das Verfallsdatum zu achten.
2. Glasampullen sollten vollständig entleert und nicht im offenen Zustand, auch nicht über wenige Stunden, aufbewahrt werden.

3. Stechampullen müssen immer mit einem *Anstechdatum* verse-
hen werden. Lösungen ohne antiseptische Zusätze sind spätes-
tens innerhalb von 24 Std. aufzubrauchen oder zu verwerfen.
Medikamente mit Desinfektionsmittelzusätzen (☞ S. 83 u. 90)
sind nur in dem vom Hersteller angegebenen Zeitraum ver-
wendbar.

4. Bei Injektionslösungen ist generell der *Zustand* und die *Farbe*
zu überprüfen.
Die Farbe einer Lösung muss für eine qualifizierte Beurteilung
bekannt sein. Bei Suspensionen (z. B. Depot- oder Kombinationsinsuline) müssen die in kristalliner Form enthaltenen
Schwebteile die Lösung eintrüben. Nach längerer Lagerung
setzt sich der Wirkstoff am Ampullengrund ab, das Aufziehen
des klaren Lösungsmittels bleibt als Injektion beim Patienten
wirkungslos. *Suspensionen* müssen deshalb immer unmittelbar
vor dem Aufziehen durchmischt werden (intensiv kippen, nicht
schütteln!)

5. Bei der Entnahme größerer Lösungsmengen aus einer Stech-
ampulle ist es empfehlenswert, durch das Einspritzen von Luft
in die Ampulle einen Überdruck zu erzeugen und damit die Injektionslösung leichter und mit geringerer Blasenbildung entnehmen zu können.

3 Die subkutane Injektion

3.1 Anatomie/Physiologie

Die Epidermis (Oberhaut) und das bindegewebige Corium (Lederhaut) haben zusammen eine mittlere Dicke von 2 bis 3 mm. Die Lederhaut sorgt für die mechanische Festigkeit der Körperoberfläche. In der Epidermis finden sich keine Gefäße, ihre Basalmembran wird von der stark gefalteten Papillarschicht des Coriums versorgt. Diese ist sehr gut durchblutet, was bei Injektionen oft zu oberflächigen Nachblutungen führt.

An der Grenze zwischen Cutis und Subcutis findet sich wiederum ein gefäßreiches Netz. Das zentimeterdicke *Unterhautfettgewebe (Subcutis)* enthält hauptsächlich mehrere Millimeter dicke, gelbliche Fettzellkissen, ist von straffem Bindegewebe durchzogen und leicht verschieblich mit den oberflächlichen Muskelfaszien verbunden (☞ Abb. 5).

In der untersten Schicht, der Subcutis, können auch größere Venen verlaufen, die besonders durch Verletzungen mit gerinnungshemmenden Heparinderivaten ausgedehnte Hämatombildungen verursachen können. Diese müssen im schlimmsten Fall sogar operativ ausgeräumt werden.

Das subkutane Fettgewebe dient vor allem der Speicherung von Energie (Depotfett) und schützt den Körper vor Auskühlung, vor Druck und Stößen. Teile der Subcutis (z. B. im Bereich der Wangen, der Handflächen und der Fußsohlen) bilden das nur im extremen Hungerzustand schwindende Baufett. An diesen Körperstellen lässt sich das Unterhautfettgewebe auch nicht abheben oder verschieben, da die Lederhaut dort teilweise direkt mit den darunter liegenden Muskeln und Sehnen verbunden ist.

Die Fettschicht an den üblichen s. c.-Injektionsstellen am Bauch, Oberschenkel und Oberarm ist bei der Frau konstitutionell bedingt (bereits schon zu Beginn der Pubertät) fast doppelt so dick wie beim Mann.

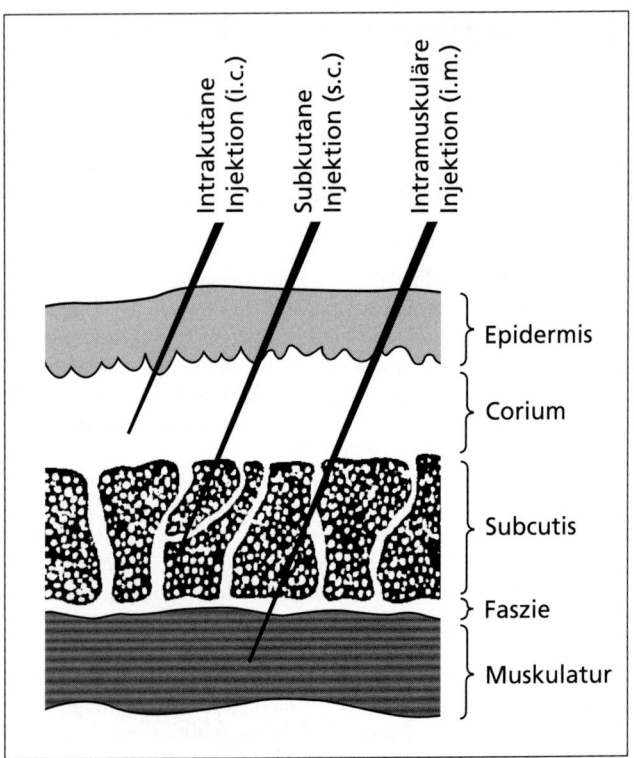

Abb. 5: Anatomie der Haut

Cutis und Subcutis haben einen vergleichsweise *langsamen Stoffwechsel*. Deshalb ist auch die *Resorptionsgeschwindigkeit* von Injektionslösungen *stark reduziert*.

Pro Quadratzentimeter Haut befinden sich durchschnittlich 130 Berührungsrezeptoren und 100 Schmerzrezeptoren. Die Häufung variiert jedoch stark zwischen den einzelnen Körperteilen und ist am Bauch im Vergleich der geläufigsten s. c.-Injektionsstellen am geringsten.

3.2 Injektionsstellen

Merke

Am *Bauch* findet sich die Injektionsstelle in einem handflächen-
großen Bereich zwischen Nabel und Symphyse. Auch rechts und
links des Nabels sind Subkutan-Injektionen möglich (☞ Abb. 6).

Teilweise wird auch die Region oberhalb des Nabels als subkutane
Injektionsstelle angegeben. Durch wiederholtes Spritzen kann es
jedoch an dieser Körperstelle zu Irritationen des zum vegetativen
Nervensystem gehörenden Plexus solaris (Sonnengeflecht, syn.
Plexus coeliacus) kommen.

Der Bauch bietet meist die dickste Fettschicht und die *schnellste Resorption* subkutan applizierter Injektionslösungen. Die Hautfalte

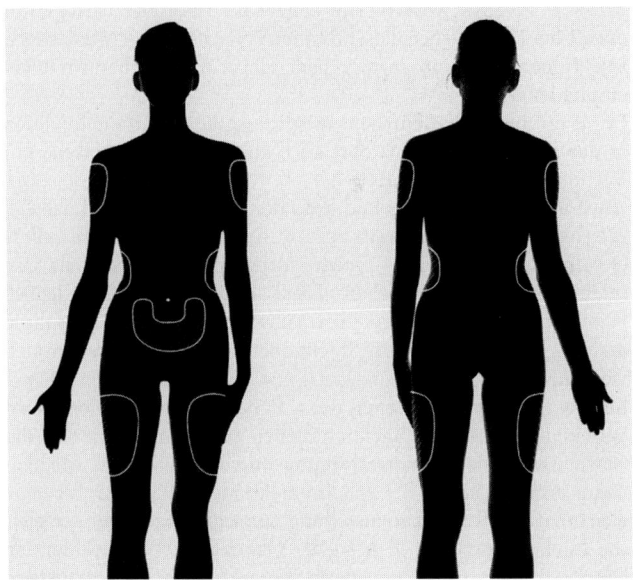

Abb. 6: Subkutane Injektionsstellen (Novartis)

ist auch beim Normalgewichtigen sehr breit (4 bis 7 cm), vor allem wenn sie in Richtung Querachse, was von der Gewebestruktur einfacher ist, abgehoben wird. Für die Beurteilung der Fettgewebedicke ist etwa von der Hälfte der Hautfaltendicke auszugehen.

Am *Oberschenkel* können s. c.-Injektionen unangenehmer sein, da die Lederhaut dort etwas härter ausgebildet und das Fettgewebe schlechter abhebbar ist. Die *Resorption* ist an dieser Körperstelle *am langsamsten*, vor allem bei immobilen Patienten. Es lässt sich (am besten in Längsachse) eine etwa 3 cm breite Hautfalte bilden. Das Injektionsgebiet liegt in der Subcutis über dem Musculus quadriceps femoris (vierköpfiger Oberschenkelmuskel). Es steht damit der gesamte Vorder- und Außenbereich des Oberschenkels zur Verfügung, wobei Gelenkbereiche weiträumig ausgespart werden müssen. In der Oberschenkelinnenseite verlaufen zu viele Hautgefäße, so dass sich dort eine Injektion verbietet.

An der *Oberarm*-Außenseite kann die gut verschieb- und abhebbare Haut über den lateralen Anteilen des Trizeps- und Bizeps-Muskels gewählt werden. Die abhebbare Hautfalte beträgt nur etwa 1 bis 2 cm. Wegen dieser dünnen Fettschicht sind wiederholte Injektionen z. B. von Insulin oder Heparin am Oberarm nicht empfehlenswert.

Etwas unüblich, aber durchaus möglich ist die subkutane Injektion in der *Flankengegend*, da dort auch ausreichend Fettgewebe zur Verfügung steht.

Auch der *Rücken* (rechts und links der Wirbelsäule) und das *Gesäß* (hier bietet im Gegensatz zur i. m.-Injektion der „obere äußere Quadrant" eine durchaus probate Orientierung) werden als s. c.-Injektionsstellen beschrieben. Diese Körperstellen sind jedoch beim immobilen Patienten übermäßig druckbelastet und sollten deshalb nicht für häufigere Injektionen in Anspruch genommen werden.

Bei wiederholten Injektionen wie z. B. bei der Heparintherapie ist auf einen Wechsel der Injektionsstellen zu achten, damit sich das Gewebe nach der Beeinträchtigung durch Kanüle und Medikament erholen kann. Bei Insulininjektionen gilt, dass für eine gleichmäßige Blutzuckereinstellung zur selben Tageszeit der gleiche Injektionsort (z. B. Bauch oder Oberschenkel) zu wählen ist. Die Resorption ist zudem stark vom aktuellen Gesamtzustand (z. B. Kreislaufsituation) des Patienten abhängig.

3.3 Injektionskanülen und Injektionswinkel

⚡ **Achtung**

Für die subkutane Injektion stehen neben den sehr kurzen Pen-Nadeln von 6 bis 12 mm die traditionellen s. c.-Kanülen mit der *Pravaz-Nr. 16 bis 20* zur Verfügung. Diese Nadeln mit einer Länge von *19 bis 26 mm* sollten routinemäßig weiterhin in einem Winkel von *30 bis 45°* eingestochen werden, damit mit der s. c.-Injektion nicht das Muskelgewebe erreicht wird. Moderne s. c.-Nadeln (ohne Pravaz-Nummer) verfügen über eine Länge von *12 bis 16 mm*. Diese Kanülen werden immer *senkrecht* eingestochen (☞ Abb. 7).

Der Injektionswinkel ist also nicht, wie vereinzelt dargestellt, vom Körperteil oder der Fettgewebedicke, sondern eindeutig von der Kanülenlänge abhängig (☞ Abb. 8).
Eine kürzere Nadel verletzt weniger Gewebesubstanz, löst damit weniger Schmerzen aus und sieht für die Betroffenen weniger bedrohlich aus.
Durch kürzere Kanülen lassen sich *Fehlinjektionen* in die darunter liegende Muskulatur vermeiden, was bei der Insulinapplikation zu nicht kalkulierbaren Blutzuckerschwankungen führen würde. In einer Studie wurde festgestellt, dass bei bis zu 30 % der diabetischen Kinder die Einstichtiefe bei Subkutaninjektionen bis ins Muskelgewebe reicht!
Ob die Kanüle noch im subkutanen Fettgewebe liegt, lässt sich an einer schmerzfreien Beweglichkeit der Spritze feststellen. Bewegungen der Nadel im Muskelgewebe sind dagegen deutlich schmerzhaft.

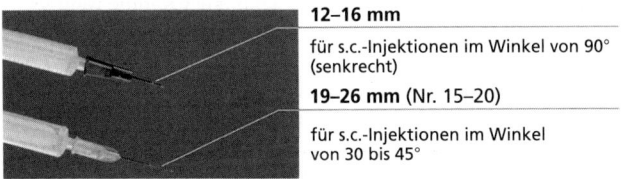

12–16 mm
für s.c.-Injektionen im Winkel von 90°
(senkrecht)
19–26 mm (Nr. 15–20)
für s.c.-Injektionen im Winkel
von 30 bis 45°

Abb. 7: Subkutane Injektionskanülen (Novartis)

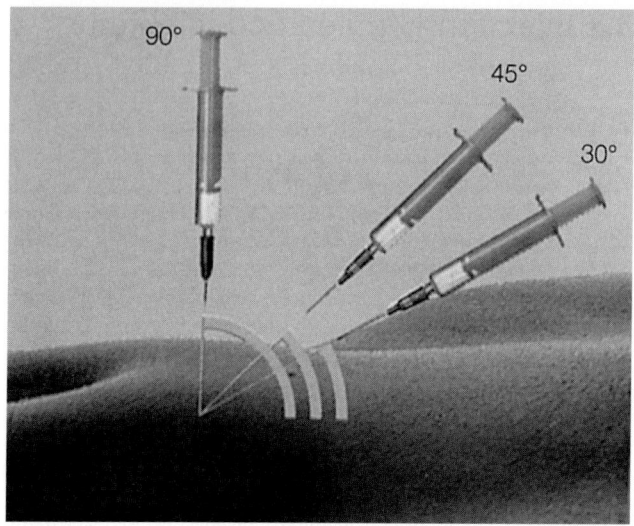

Abb. 8: Subkutane Injektionswinkel (s. Hinweise im Text)
(Novartis)

Nach der Injektion von nicht zu kleinen Insulinmengen lässt sich häufig noch die subkutan injizierte Lösungsmenge vorsichtig ertasten, bei einer Fehlinjektion in die Muskulatur ist dies nicht möglich.

Die schräge Injektion im Winkel von 30 bis 45° mit längeren Kanülen bietet den Vorteil, dass durch den längeren Stichkanal das Zurückfließen der Injektionslösung verhindert wird. Bei ausreichender Stichtiefe verteilt sich die Injektionslösung in der Subcutis erstaunlich schnell.

Empfohlen wird, nach dem Einspritzen mit der Kanüle wenige Sekunden im Gewebe zu verharren, um eine kurzfristige Verteilung abzuwarten. Auch bei der Anwendung von Pens ist diese Vorgehensweise empfehlenswert, da die Pen-Mechanik oft noch leicht verzögert die restliche Lösungsmenge abgibt.

Um zu bestimmen, wie tief man bei schrägen s. c.-Injektionen ins Unterhautfettgewebe eindringt, können wir folgende Berechnung vornehmen (☞ Abb. 9):

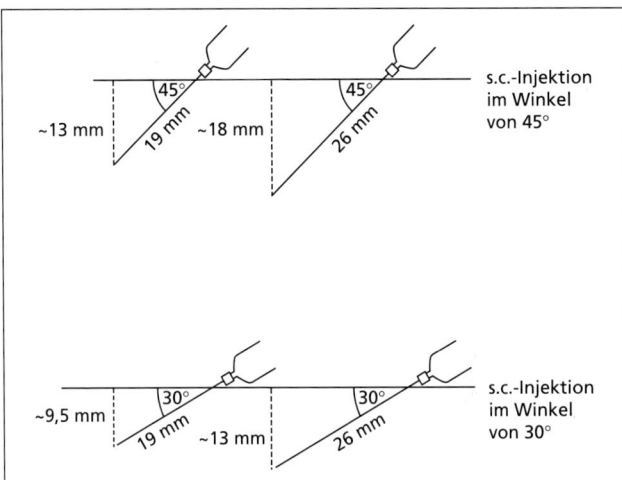

Abb. 9: *Einstichtiefe und Einstichwinkel*

Bei einem Einstich im *Winkel von 45°* bildet die Kanüle mit
der Hautoberfläche und der Senkrechten darauf zur Kanülenspitze ein gleichschenkeliges Dreieck, wobei die Kanüle die
Hypotenuse und die Eindringtiefe eine der beiden gleichlan-
gen Katheten darstellt. Sofort fällt uns dazu der Satz des Py-
thagoras ein:

$a^2 + b^2 = c^2$

wobei bei einem gleichschenkeligen Dreieck a und b gleich
lang sind, das ergibt die Formel

$a^2 + a^2 = c^2$ oder $2a^2 = c^2$.

c ist die bekannte Länge einer traditionellen s. c.-Nadel für die
schräge Injektion mit 19 bis 26 mm (Nr. 16 bis 20). Um die un-
bekannte Stichtiefe a zu errechnen stellen wir die Formel um
und müssen dazu eine Wurzelberechnung durchführen, was
mit Hilfe von Taschenrechner bzw. Computer jedoch kein
Problem darstellt. Wir haben nun die endgültige Formel

$a = \dfrac{c}{\sqrt{2}}$

und können somit errechnen:

19 mm lange Nadeln dringen bei einem Winkel von 45°
(19 : $\sqrt{2}$ = 13,44) *ca. 13 mm* unter die Haut ein,
26 mm-Kanülen erreichen eine Tiefe von (26 : $\sqrt{2}$ = 18,38)
ca. 18 mm.

Bei einem *Winkel von 30°* müssen wir einen anderen Rechen-
weg wählen, da wir nur eine Seite, es ist wieder die Hypotenuse, dieses rechtwinkligen Dreiecks kennen. (Es ist die einge-
setzte Kanülenlänge.) Allerdings kennen wir die Winkelgrö-
ßen dieses Dreiecks. Die Formel dafür lautet:

$$\sin \alpha = \frac{\text{Gegenkathete von } \alpha}{\text{Hypotenuse}}$$

Die Gegenkathete (d.i. die Einstichtiefe) wollen wir errechnen,
also stellen wir die Formel um:

Gegenkathete von α = sin α × Hypotenuse.

Geben wir nun die Länge der Injektionskanülen und den Injektionswinkel von 30° ein, ergibt sich folgende Berechnung:

Eindringtiefe = sin 30° × *19 mm* = 0,5 × 19 mm = *9,5 mm*
Eindringtiefe = sin 30° × *26 mm* = 0,5 × 26 mm = *13 mm*

Wir können also nachweisen, dass bei korrektem Injektionswinkel, der den Kanülenlängen angepasst werden muss, die
Eindringtiefe in die Subcutis 9,5 bis 18 mm beträgt (☞ Tab. 1).
Für eine Entscheidung, welche s. c.-Nadel man verwendet, ist
alleine die Fettgewebsdicke und die Wahl des Injektionswin-
kels zu bedenken.

Tab. 1: Injektionswinkel und Eindringtiefe

Injektionswinkel	90°	45°	30°
Kanüle:	12 mm-Kanüle	19 mm-Kanüle	
Eindringtiefe	12 mm	13 mm	9,5 mm
Kanüle:	16 mm-Kanüle	26 mm-Kanüle	
Eindringtiefe	16 mm	18 mm	13 mm

3.4 Injektions-Pens

Die Verwendung von Pens für die subkutane Injektion hat *vielfältige Vorteile* für den Anwender. Seit der Einführung dieser einem Füllfederhalter ähnelnden Injektionsgeräte ist die Anleitung von Patienten oder ihren Angehörigen wesentlich vereinfacht worden. Aber auch Pflegefachkräfte und Pflegeeinrichtungen wenden inzwischen bevorzugt Pens an. Vor allem in der *Insulintherapie* hat sich der Pen durchgesetzt. Inzwischen gibt es jedoch auch für Heparinderivate und Interferon-Injektionen günstige und praktikable Penprodukte (☞ Abb. 10).

Fehler beim Aufziehen und Dosieren des Medikaments werden durch einen Pen weitgehend verhindert. Auch sehbehinderte oder bewegungseingeschränkte Patienten können mit dem Pen das benötigte Insulin einstellen und verabreichen. Das Hantieren mit Ampulle, Spritze und Kanüle ist auf ein Minimum reduziert. Allerdings ist ein Mischen von z. B. zwei verschiedenen Insulinarten in einer Spritze durch diese Applikationsform nicht mehr möglich. Einen Vorteil bieten jedoch die wesentlich kürzeren Subkutan-Nadeln des Pens mit einer Länge von 6 bis 10 mm, die generell senkrecht zur Hautoberfläche ohne Sicherheitsabstand in das Unterhautfettgewebe eingestochen werden.

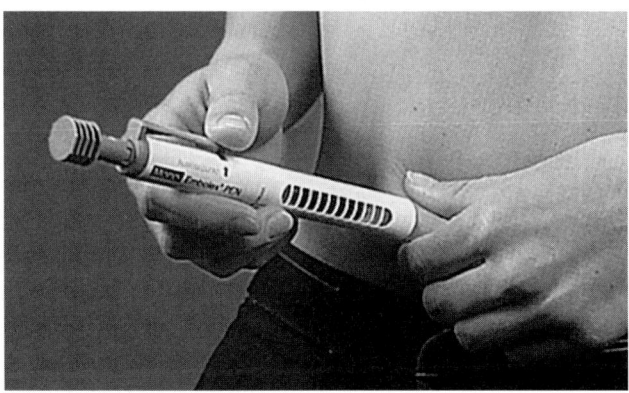

Abb. 10: Heparin-Pen Mono Embolex (Novartis)

Es wird immer wieder diskutiert, wie häufig Pen-Kanülen verwendet werden dürfen. Diese Produkte sind allerdings vom Hersteller nur zum *einmaligen Gebrauch* bestimmt. Mehrfach verwendete und damit stumpf gewordene Nadeln könnten neben den hygienischen Aspekten, die gegen eine mehrmalige Verwendung von Pen-Kanülen sprechen, deshalb zusätzlich zu kleinen Verletzungen im Stichkanal und vermehrten Nachblutungen führen.

⚡ **Achtung**

Durch auf dem Pen belassene Nadeln ist es möglich, dass Luft in die Insulinpatrone gelangt, da durch die aufgesteckte Kanüle und der Patrone eine Verbindung besteht. Daraus resultiert dann eine Unterdosierung des Insulins, da die injizierte Luft unbeabsichtigterweise miteingerechnet wird.

Gegen *hygienische Argumente für die einmalige Verwendung* von Pen-Kanülen wird ins Feld geführt, dass die den Insulinlösungen zugesetzten Desinfektionsmittel auch auf der Nadeloberfläche wirken. In der Verschlusskappe kommt es bei Raumtemperatur zu einer Verdunstung von austretender oder anhaftender Insulinlösung, die innerhalb der nächsten Stunden durch die darin enthaltenen Desinfektionsmittel zu einer „Desinfektion" der Nadeloberfläche führen soll. Deshalb gibt es Stellungnahmen von Hygienefachkräften, dass ein drei- bis viertägiger Wechsel der Pen-Kanülen vertretbar sei.

Nicht berücksichtigt wird dabei jedoch die *Verletzungsgefahr* durch das Wiederaufstecken der Schutzkappe. Wir verweisen hier nochmals auf die Möglichkeiten der oben beschriebenen *Nontouch-Technik*. Allerdings ist die Asepsis dabei nur mit den speziellen Spritzentabletts gewährleistet.

3.5 Die Durchführung der subkutanen Injektion

3.5.1 Injektionstechnik

Nach Aufsuchen und Desinfektion der Injektionsstelle wird das Unterhautfettgewebe als Hautfalte von der darunter liegenden Muskulatur abhoben und je nach gewählter Kanüle senkrecht oder im Winkel von 30° bis 45° eingestochen (☞ S. 28). Die Hautfalte sollte nicht zu stark zusammengepresst und über die ganze Zeit der Injektion festgehalten werden (☞ Abb. 11 u. 12).

Strittig bei Subkutanspritzen ist die Notwendigkeit einer *Kontrollaspiration* wie bei intramuskulären Injektionen, um sicherzustellen, dass die Kanülenspitze nicht in einem Gefäß liegt.

Empfehlungen

Bei *Heparinderivaten* wird im Beipackzettel inzwischen geraten, die Aspiration wegzulassen, da man damit zusätzliche Mikrotraumen setzt und das applizierte Heparin so eine vermehrte Hämatombildung provoziert. Diese Feststellung kann durch vergleichende Beobachtungen in der Praxis bestätigt werden.

Bei *Depot- oder Kombinationsinsulinen* meinte man bisher nicht auf eine Aspiration verzichten zu können, da diese Insulinform nicht für eine intravasale Verabreichung geeignet ist. Kristalline Lösungen können kleine Mikroembolien im Gehirn auslösen, die

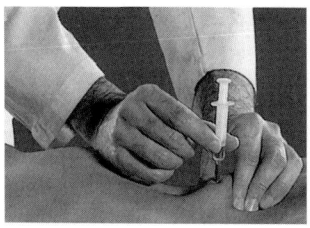 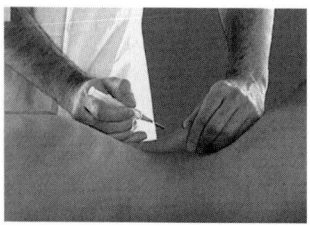

Abb. 11: Subkutane Injektion im 90°-Winkel (Novartis)   *Abb. 12: Subkutane Injektion im 30°-Winkel (Novartis)*

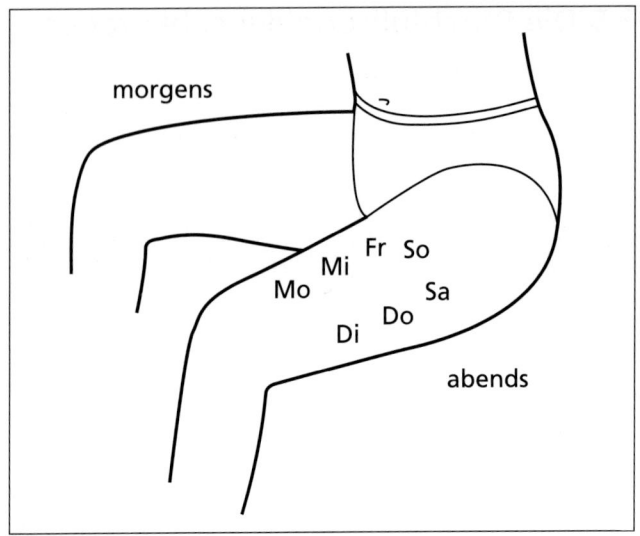

Abb. 13: Spritzenschema

(glücklicherweise nur vorübergehend) beim Patienten Beklemmung, Unruhe oder sogar kurzzeitige Halluzinationen verursachen.

Allerdings gibt es bei der Insulintherapie mit dem Pen keine Möglichkeit mehr zur Aspiration. Es wird damit argumentiert, dass die Blutgefäße des Unterhautfettgewebes im Regelfall so kleinkalibrig seien, dass sie eher durchstoßen werden, als dass tatsächlich eine intravenöse oder intraarterielle Injektion erfolgt.
Bei *Subkutan-Injektionen* sollte auf ein *verteilendes Komprimieren* nach der Injektion *verzichtet werden*. Denn dabei kann die Injektionslösung an die Hautoberfläche zurück gedrückt werden.
Die Lösung wird langsam injiziert, nach dem Einspritzen sollte eine erste Verteilung im Gewebe abgewartet werden, damit nichts durch den relativ kurzen Stichkanal zurückläuft. Bei täglichen Injektionen ist ein Abwechseln der Injektionsstelle zu empfehlen (☞ Abb. 13).

3.5.2 Fünf-Finger-Griff nach Reinelt

Um beim Umgreifen für die Aspiration bei der subkutanen Injektion unnötige Irritationen an der Kanülenspitze sowie das Loslassen der Hautfalte zu vermeiden, entwickelte UWE REINELT eine Fünf-Finger-Grifftechnik. Dabei wird die Hautfalte zwischen Daumen und Ring- bzw. Kleinfinger abgehoben. Somit bleiben Zeige- und Mittelfinger frei zur Fixierung. Die Spritze wird nach dem Einstechen zwischen den beiden Schwurfingern fixiert, beim Umgreifen die injizierende Hand zur Aspiration eingesetzt.

3.6 Nebenwirkungen und Komplikationen nach subkutanen Injektionen

Nach Injektionen ins Unterhautfettgewebe wird, abhängig von den Injektionslösungen und der Injektionshäufigkeit, von folgenden *Komplikationen* und *Nebenwirkungen* berichtet:

- Hämatome
- Schmerzen
- Unverträglichkeitsreaktionen z. B. gegen Cresol oder Phenol als antiseptische Beimengungen
- Fettgewebsschwund oder -zunahme
- Hautnekrosen/Verhärtungen/Verdickungen
- vorübergehende Gewebsödeme
- lokale Gewebereizungen/allergische Reaktionen wie Rötungen, Juckreiz, Entzündungen, Quaddelbildung, evtl. anaphylaktischer Schock
- Sekundärinfektionen wie z. B. Erysipel/Sepsis.

Es ist ersichtlich, dass eine subkutane Injektion keinesfalls einen gefahrlosen Eingriff darstellt. Fachkenntnisse über die korrekte Injektionstechnik und die Pharmakologie der zu verabreichenden Medikamente, ein aseptisches Vorgehen sowie das konsequente Wechseln der Einstichstelle sind unabdingbar.

4 Die intrakutane Injektion

Bei der *intrakutanen Injektion* werden *kleinste Lösungsmengen* (ca. 0,1 ml) direkt in die oberste Hautschichten appliziert. Man verwendet diese Methode bei einigen Impfungen, in der Neuraltherapie („Quaddeln") und bei Allergietests. Aufgrund dieser Indikationen werden i. c.-Injektionen selten von Pflegekräften durchgeführt.

Neben einer *Verabreichung von Lokalanästhetika* in Nervennähe bei der Schmerztherapie wird für Sensibilisierungstests bevorzugt in die Haut der Unterarminnenseite oder aber am Rücken gespritzt. Bei Impflösungen, die bekannterweise Narben hinterlassen können, wählt man in Absprache mit den Patienten aus kosmetischen Gründen heute eher die Oberschenkelaußenseite als den Oberarm.

Für *Sensibilisierungstests* wird empfohlen, keine Desinfektion, sondern eine gute Hautreinigung (ohne Seife) durchzuführen. Damit wird ein Eindringen von Alkohol in den oberflächlichen Stichkanal vermieden, was zu falsch positiven Ergebnissen durch eine mögliche Gewebsreizung führen kann.

Injiziert wird mit einer feingraduierten 1-ml-Spritze und einer dünnen Nadel mit einem Außendurchmesser von 0,45 bis 0,55 mm (Nr. 17 bis 18). Die Kanüle wird sehr flach (Winkel von 10°) etwa 5 mm in die Haut vorgeschoben. Dabei wird die Hautoberfläche gespannt oder aber die Oberhaut (ohne s. c.-Fettgewebe!) mit Daumen und Zeigefinger abgehoben. Bei korrekter Injektionstechnik bildet sich auf jeden Fall eine *oberflächliche Hautquaddel*.

⚡ Achtung

Die Injektionsstelle darf *nicht komprimiert* werden, da dadurch Lösung aus dem Stichkanal ausgedrückt wird. Bei Sensibilitätstests wird der Einstich mit einem Fettstift markiert, damit Gewebsveränderungen beurteilt werden können. Der Patient ist zu informieren, dass die Stelle bis zur abschließenden Bewertung nicht unnötig berührt oder gewaschen werden soll und reibende Kleidung zu vermeiden ist.

5 Die intramuskuläre Injektion

5.1 Injektionen in die Gesäßmuskulatur

5.1.1 Anatomie/Physiologie

Der kräftigste Muskel im dorsalen Hüftbereich ist der *große Gesäßmuskel (Musc. glutaeus maximus)*, der die Hauptkontur des Gesäßes ausmacht und im Wesentlichen für die Streckung im Hüftgelenk verantwortlich ist. Er entspringt am seitlichen Teil von Kreuz-, Steiß- und Darmbein entlang der Wirbelsäule und am hinteren oberen und unteren Darmbeinstachel *(Spina iliaca posterior superior et inferior)*. Er verläuft schräg nach außen abwärts. Sein Ansatz liegt seitlich am Oberschenkelknochen *(Femur)* unterhalb des großen Rollhügels *(Trochanter major)* unmittelbar neben dem kleinen Rollhügel und erzeugt deshalb neben der Streckung noch die Außenrotation des Beins. Innerviert wird er vom motorischen *Nervus glutaeus inferior* (unterer Gesäßnerv) (☞ Abb. 14). Wir benötigen den großen Gesäßmuskel beim Aufstehen, Treppensteigen, Laufen, Springen und für die aufrechte Körperhaltung. Besonders gut tasten lässt er sich, wenn wir die Gesäßbacke zusammenkneifen.

Teilweise unter dem großen Gesäßmuskel liegen mehr ventral (bauchwärts), also seitlich, der mittlere und der kleine Gesäßmuskel *(Musc. glutaeus medius et minimus)*, die am rückwärtigen Darmbein entspringen und am großen Rollhügel ansetzen. Die nervöse Steuerung erfolgt durch den auch rein motorischen *Nervus glutaeus superior* (oberer Gesäßnerv). Die Muskelkontraktion lässt sich bei der Abduktion des Beines ertasten, wobei beide Muskeln auch Anteil an der Innen- und Außenrotation haben.

Das Darmbein *(Os ilium)* ist der am weitesten ausladende Knochen des menschlichen Skeletts. Die Knochenränder, die durch verschiedene Muskelursprünge und -ansätze stärker belastet werden, sind kräftiger ausgebildet als die an manchen Stellen sehr

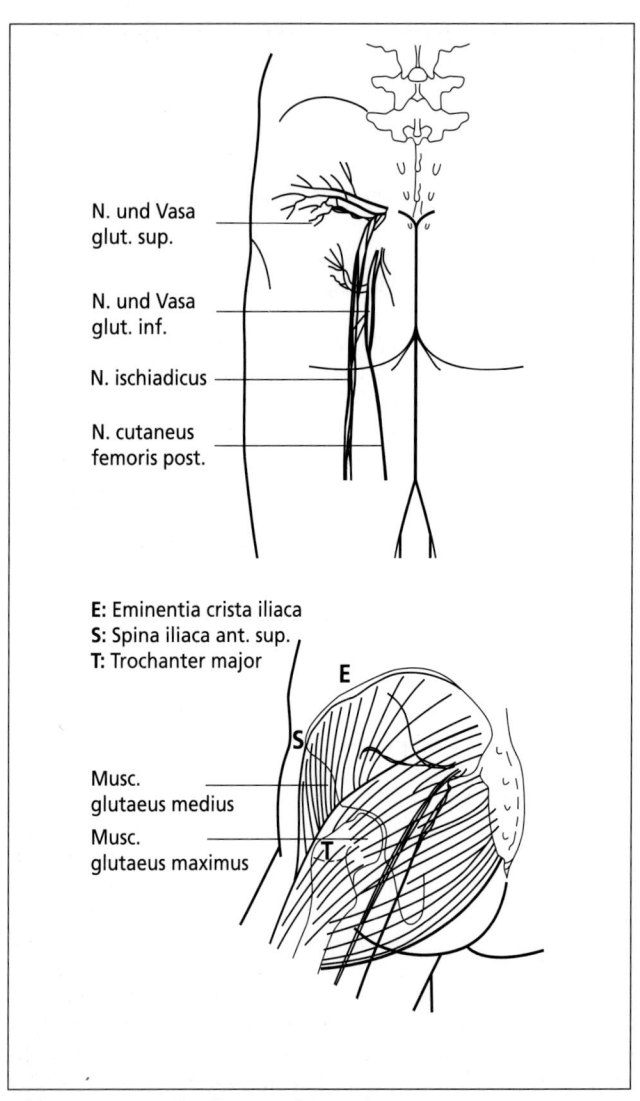

N. und Vasa glut. sup.

N. und Vasa glut. inf.

N. ischiadicus

N. cutaneus femoris post.

E: Eminentia crista iliaca
S: Spina iliaca ant. sup.
T: Trochanter major

E

S

Musc. glutaeus medius

Musc. glutaeus maximus

T

Abb. 14: Topografie der Gesäßgegend

dünne Darmbeinschaufel. Der Becken- oder Darmbeinkamm (*Crista iliaca*) verläuft zwischen hinterem oberen Darmbeinstachel *(Spina iliaca posterior superior)* und vorderem oberen Darmbeinstachel (*Spina iliaca anterior superior*). Diese beiden Knochenvorsprünge lassen sich selbst bei adipösen Menschen recht leicht auffinden. Der vordere und der hintere untere Darmbeinstachel *(Spina iliaca anterior inferior/Spina iliaca posterior inferior)* liegen etwas tiefer und sind deshalb schwerer zu tasten, spielen aber für die Injektionstechniken auch keine weitere Rolle. Tastet man vom vorderen oberen Darmbeinstachel aus am Darmbeinkamm entlang, erreicht man nach ca. 5 cm eine deutliche Erhebung im Darmbeinkamm (*Eminentia cristae iliaca*), von manchen anatomischen Beschreibungen auch als „Knötchen" (*Tuberculum cristae iliaca*) bezeichnet.

Der Oberschenkelknochen *(Femur)* ist der längste und schwerste Knochen des Skeletts. Dem auf seiner Gelenkfläche mit Knorpel überzogene Femurkopf schließt sich nach schräg außen der Schenkelhals *(Collum ossis femoris)* an, der sich im weiteren Verlauf außen zum leicht zu tastenden großen Rollhügel (*Trochanter major*) und innen zum kleinen Rollhügel *(Trochanter minor)* verbreitert. Der Abstand zwischen dem rechten und linken Trochanter major entspricht der breitesten Stelle des Unterkörpers.

Neben den oben erwähnten Gesäßnerven, die für die Motorik der Glutäusmuskulatur zuständig sind, entspringt dem aus den Vorderästen der unteren Spinalnerven (ab L_4) gebildeten Kreuzgeflecht *(Plexus sacralis)* der *Nervus cutaneus femoris posterior* (hinterer Oberschenkel-Hautnerv), der die Rückseite des Oberschenkels sensibel innerviert.

Die meisten Fasern des Plexus sacralis münden allerdings in den mit über 1 cm Durchmesser stärksten Nerven unseres Körpers, in den Ischiasnerven (*Nervus ischiadicus*). Er entspringt aus L_4 bis S_3, zieht unter dem großen Gesäßmuskel zwischen Sitzbeinhöcker und Trochanter major hindurch senkrecht die Rückseite des Oberschenkels hinab und teilt sich im Bereich der Kniekehle in die beiden Hauptteile *N. tibialis* und *N. peronaeus (N. fibularis)* und versorgt damit die Beugemuskulatur des Oberschenkels, sowohl Beuger als auch Strecker im Sprunggelenk, sowie die kurzen Muskeln der Fußsohle und des Fußrückens. Daneben haben die Äste des Ischiasnerven auch noch verschiedene sensorische Anteile.

Das Hüftgelenk wird stabilisiert von drei Bändern, dem *Ligamentum iliofemorale*, das am vorderen unteren Darmbeinstachel entspringt, dem *Lig. ischiofemorale* und dem *Lig. pubofemorale*. Alle drei setzen im Bereich zwischen Trochanter major und minor an.

5.1.2 Die Problematik des oberen äußeren Quadranten

⚡ **Achtung**

Zwei Drittel der Komplikationen nach intramuskulären Injektionen entstehen durch Injektionen in die Gesäßmuskulatur und betreffen zumeist Verletzungen des *Nervus ischiaticus*, was aus den anatomischen Gegebenheiten leicht nachvollziehbar ist. Wenig beachtet wird auch die Nähe zum *Nervus glutaeus inferior* und zur *Arteria* und *Vena glutaea inferiora*. Eine arterielle Fehlinjektion einer gefäßschädigenden Lösung hat die schwerwiegende, häufig als „Spritzenabszess" verkannte Embolia cutis medicamentosa zur Folge.

Die Ursache liegt häufig in der traditionellen Injektion in den „oberen äußeren Quadranten". Diese dorsale Gesäßinjektion in den Musculus glutaeus maximus, der die Hauptmuskelmasse auf der Gesäßrückseite bildet, wird heute von allen Experten *problematisiert und abgelehnt.*
Der Begriff „oberer äußerer Quadrant" ist sehr unpräzise und missverständlich. Es muss betont werden, dass diese Einteilung nur eine Gesäßhälfte betrifft. Bei dieser Methode ist nicht festgelegt, wo die waagrechte und die senkrechte Orientierungslinie zu ziehen ist. Auch Hilfskonstrukte wie „der obere äußere Quadrant des oberen äußeren Quadranten", die „Querlinie auf der höchsten Muskelerhebung" bzw. „am oberen Ende der Analfalte" oder auch „in der Mitte zwischen Spina iliaca anterior superior und dem Trochanter major" entschärfen die Gefahren nicht wesentlich (☞ Abb. 15).
Häufig praktiziert wird auch eine Stichrichtung nach medial unten. Dadurch kommt die Nadelspitze in gefährliche Nähe zu Nerven und Gefäßen.

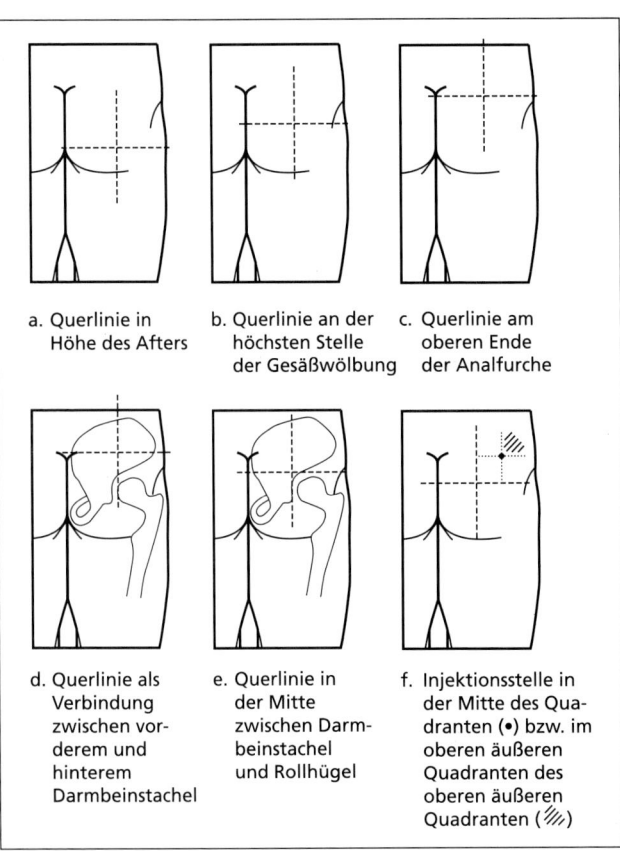

a. Querlinie in
   Höhe des Afters

b. Querlinie an der
   höchsten Stelle
   der Gesäßwölbung

c. Querlinie am
   oberen Ende
   der Analfurche

d. Querlinie als
   Verbindung
   zwischen vor-
   derem und
   hinterem
   Darmbeinstachel

e. Querlinie in
   der Mitte
   zwischen Darm-
   beinstachel
   und Rollhügel

f. Injektionsstelle in
   der Mitte des Qua-
   dranten (•) bzw. im
   oberen äußeren
   Quadranten des
   oberen äußeren
   Quadranten (///)

*Abb. 15: Variationen „oberer äußerer Quadrant" (veraltete Be-
schreibungen in der Fachliteratur)*

Aus diesen vielfältigen Unsicherheiten wird deutlich, warum diese
Methode heute nicht mehr zum Auffinden der Injektionsstelle in
die Gesäßmuskulatur verwendet werden darf.

5.1.3 Die ventroglutäale Injektion nach v. Hochstetter

Die durch ARTHUR VON HOCHSTETTER, einem Baseler Professor der Anatomie, 1958 publizierte intramuskuläre Injektionstechnik orientiert sich an Knochenvorsprüngen, die auch für Anfänger leicht auffindbar sind (☞ Abb. 16–19).

 Merke

Ein Schwurfinger der ertastenden Hand wird auf die *Spina iliaca anterior superior* (vorderer oberer Darmbeinstachel) aufgelegt. Der zweite Schwurfinger tastet den Darmbeinkamm (Crista iliaca) bis zur *Eminentia cristae iliaca* entlang. Damit der Handballen nun auf den *Trochanter major* (großer Rollhügel) zu liegen kommt, wird der dorsale Schwurfinger ca. 2 bis 3 cm nach unten verschoben. Dabei bleibt der erste Finger auf dem Darmbeinstachel liegen, der somit zum Drehpunkt dieser Handbewegung wird. Die Injektion erfolgt in die untere Hälfte des zwischen Zeige- und Mittelfinger entstehende Dreiecks und erreicht somit den mittleren und kleinen Gesäßmuskel (M. glutaeus medius et minimus) *in großer Distanz zu Nerven und Gefäßen.*

In der Literatur findet sich vereinzelt die Unterscheidung, welche Hand an welcher Körperseite des Patienten anzulegen ist. Diese Angaben finden sich in der Originalbeschreibung von v. Hochstetter nicht und können außer Acht gelassen werden, da in der Länge der gespreizten Finger keine wesentlichen Unterschiede zwischen Zeige- und Mittelfinger bestehen und das aufgesuchte Injektionsgebiet an dieser Stelle zudem so viel Spielraum lässt, dass solche Überlegungen die Methode unnötig erschweren würden.

Kritisiert wird an der v. Hochstetter-Methode auch, dass das Einstechen zwischen den beiden Fingern zusätzliche Verletzungsgefahren birgt. Nun wird kaum jemand die aufsuchende Hand belassen und tatsächlich, wie man es aus didaktischen Gründen vielleicht auf Fotos darstellen muss, in das gebildete Dreieck einstechen.

Anhand kleiner Hautunregelmäßigkeiten oder durch Markierung mit der geschützten Kanüle lässt sich die Injektionsstelle fixieren.

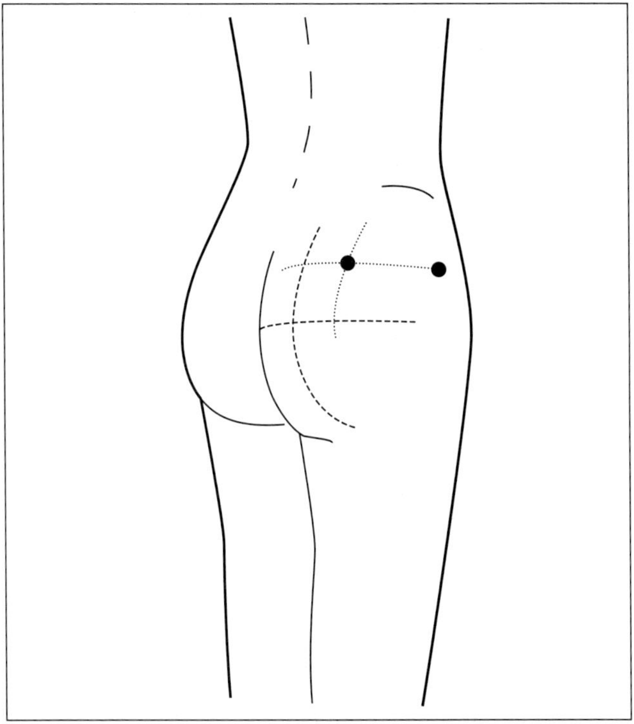

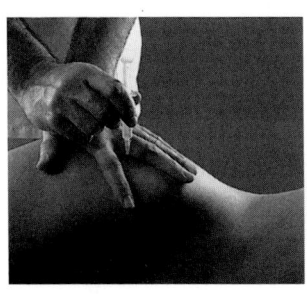

Abb. 16: Vergleich „Quadranten-" und „von Hochstetter-Methode"

Abb. 17: Ventroglutäale Injektion nach v. Hochstetter (Novartis)

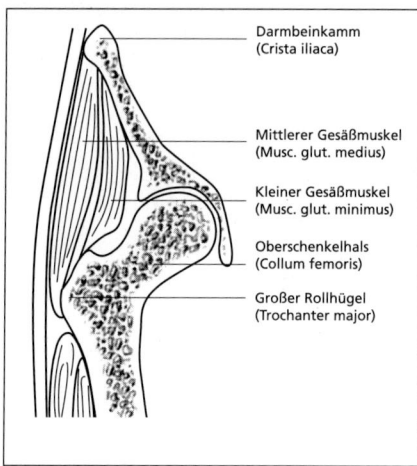

Abb. 18:
M. glutaeus medius
und minimus

Darmbeinkamm
(Crista iliaca)

Mittlerer Gesäßmuskel
(Musc. glut. medius)

Kleiner Gesäßmuskel
(Musc. glut. minimus)

Oberschenkelhals
(Collum femoris)

Großer Rollhügel
(Trochanter major)

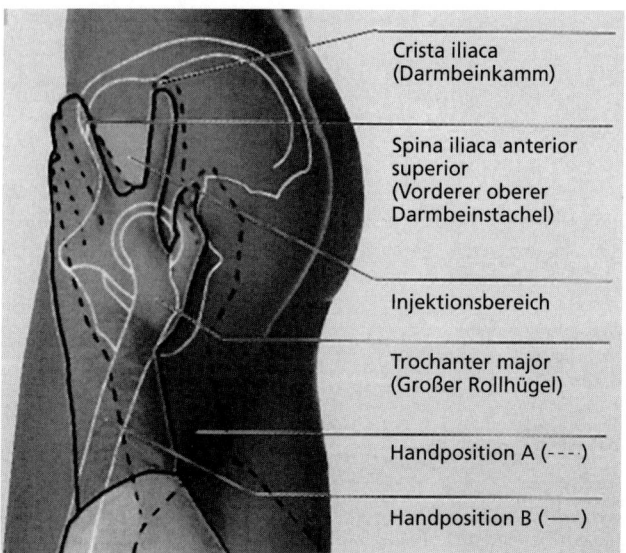

Crista iliaca
(Darmbeinkamm)

Spina iliaca anterior
superior
(Vorderer oberer
Darmbeinstachel)

Injektionsbereich

Trochanter major
(Großer Rollhügel)

Handposition A (- - - -)

Handposition B (——)

Abb. 19: Ventroglutäale Injektion nach v. Hochstetter (Novartis)

Nun ist der Bereich zu desinfizieren. Anschließen kann man bei Bedarf die Injektionsstelle berührungsfrei erneut mittels der knöchernen Orientierungspunkte aufsuchen und die Nadel entsprechend einstechen.

Empfehlungen

Beim Befühlen oder kneifenden Massieren der Injektionsstelle zur lokalen Freisetzung schmerzreduzierender Endorphine kann vereinzelt festgestellt werden, dass an der Injektionsstelle vermehrt sehniges Gewebe zu tasten ist. Evtl. kommt man dabei in den Bereich der Bänder des Hüftgelenks. Zu empfehlen ist dann, 2 bis 3 cm nach dorsal zu wandern, wo sich eine ausreichend dicke Muskelschicht findet, in die man mit großem Abstand zu allen Gefäßen und Nerven problemlos einstechen kann.

Vorteile der ventroglutäalen Injektionsmethode:
- Feste, knöcherne Orientierungspunkte
- leichte und nachvollziehbare Vermittlung der Technik
- großer Abstand zu Nerven und Gefäßen
- auch in Rückenlage des Patienten durchführbar.

Nachteile der ventroglutäalen Injektionsmethode
- Nicht auf extreme Körperproportionen (z. B. auch Kleinkinder) anwendbar
- meist etwas höheres Schmerzempfinden an der Einstichstelle als bei einer dorsoglutäalen Injektion.

5.1.4 Die Crista-Methode nach Sachtleben

Da bei der ventroglutäalen Methode die *Körperproportionen von Kindern* zu einer falschen Einschätzung der Injektionsstelle führen könnten, hat der Pädiater PETER SACHTLEBEN eine Injektionsmethode entwickelt, die sich an der Crista iliaca orientiert und die sich sowohl auf Kinder als auch auf Erwachsene anwenden lässt.

Merke

Zum Aufsuchen der Injektionsstelle wird eine Hand so in den Hüftbereich des Patienten gelegt, dass die Zeigefingerkante am Darmbeinkamm anliegt. Die Injektionsstelle findet sich beim Erwachsenen auf einer gedachten Linie 3 Querfinger unterhalb des Darmbeinkamms (☞ Abb. 20–22). Bei Schulkindern geht man von einem Abstand von 2 Querfingern aus, bei Säuglingen und Kleinkindern von 1 Querfinger.

Der Einstich sollte aufgrund der Topografie der Gesäßregion zur Vermeidung von Spritzenschäden möglichst weit lateral liegen. Da Sachtleben keine genaue Orientierungshilfe anbietet, legt man die Einstichstelle aus den Erfahrungen mit der Hochstetter-Methode auf den *Schnittpunkt* der gedachten Querfinger-Linie mit der senkrechten Verbindungslinie zwischen Eminentia cristae iliaca und dem Trochanter major.

5.1.5 Injektionstechnik nach Dvořák

J. Dvořák hat 1975 eine weitere Technik zum Aufsuchen der intraglutäalen Injektionsstelle beschrieben:
„Wird die Injektion von der rechten Hand in der rechten Gesäßhälfte ausgeführt, so tastet die linke Hand mit ihrem Daumen die Spina iliaca … und mit ihrem Mittelfinger die Crista iliaca. Der Mittelfinger hakt sodann hinter den Darmbeinkamm, der Daumen verlässt die Spina iliaca … und fixiert zusammen mit dem Zeigefinger … die Haut in einer Richtung, die der Längsachse der Extremität entspricht. Die Injektion findet etwa in der Mitte zwischen Daumen und Zeigefinger statt."

5.1.6 Glutäale Injektionstechniken nach Fortmann

Nach Arno Fortmann (1988) liegt die glutäale Injektionsstelle am seitlichen Drittelpunkt der Verbindungslinie zwischen vorderem oberen Darmbeinstachel (Spina iliaca anterior superior), dem seitlich hervorstehenden Punkt des Beckenkamms, und dem oberen Ende der Analfalte. „Die Stichrichtung soll nach außen oben erfolgen." … „In der Praxis des Autors hat sich ein [weiteres] Verfahren vieltausendfach bewährt, bei dem die kontralaterale Hand mit dem Handrücken so aufgelegt wird, dass die Daumenspitze auf der Spina iliaca anterior superior und der Zeigefingernagel auf dem

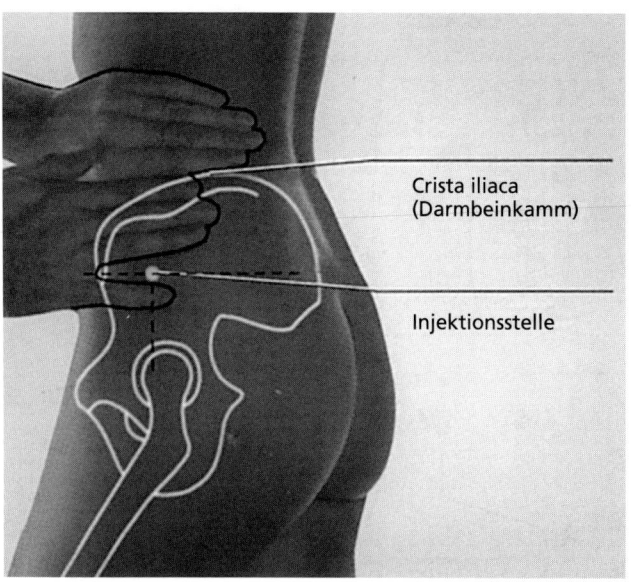

Crista iliaca
(Darmbeinkamm)

Injektionsstelle

Abb. 20: Crista-Methode (Novartis)

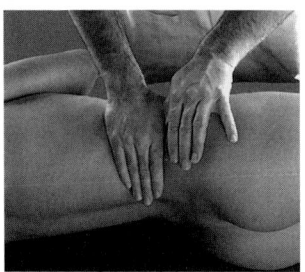

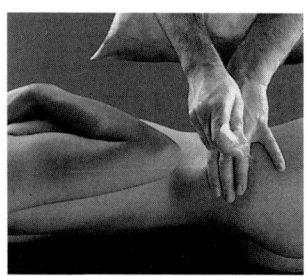

*Abb. 21: 3 Querfinger unter-
halb des Darmbein-
kamms (Novartis)*

*Abb. 22: Injektionsstelle
(Novartis)*

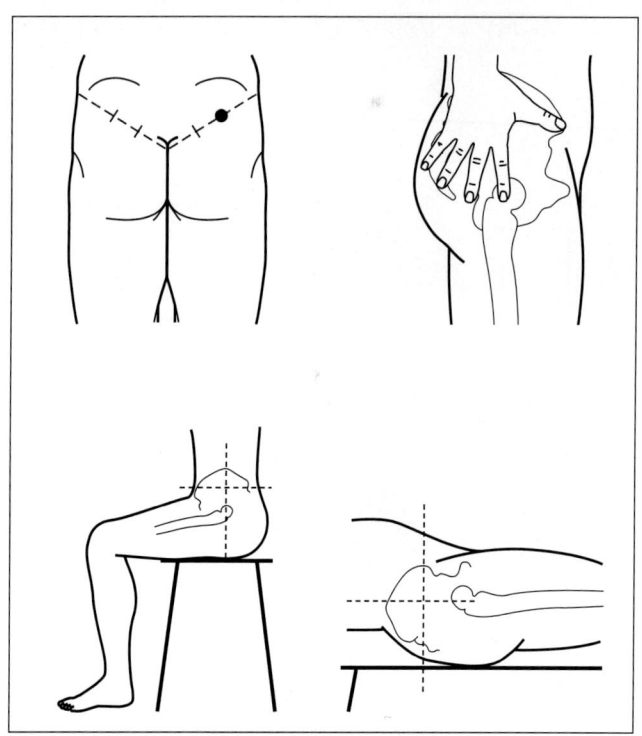

Abb. 23 a–d: Fortmann-Methoden

Trochanter major zu liegen kommt." – Es ist bei dieser Methode jedoch nicht nachvollziehbar, warum nicht die gleichseitige Hand mit der weniger befremdlichen Handinnenfläche auf die beschriebenen Orientierungspunkte aufgelegt werden kann (☞ Abb. 23 a–d).

Fortmann beschreibt eine weitere Methode zum Auffinden der Injektionsstelle beim stehenden oder liegenden Patienten, „indem man bei gestrecktem Oberschenkel in Verlängerung der Femurachse die Mitte zwischen Trochanter major (großer Rollhügel) und Beckenkamm sucht. Bei sitzenden Patienten nimmt man die Mitte der Lotrechten zwischen Beckenkamm und Trochanter major . . . Bei mehreren tausend Injektionen nach dieser lateralen intramuskulären Injektionstechnik sind keinerlei Zwischenfälle aufgetreten".

5.1.7 Injektionskanülen und Injektionswinkel

JOACHIM GABKA, Medizinprofessor an der TU Berlin, hat 1980 seinen Doktoranden MATHIAS HÖHNE beauftragt, systematische Messungen über die Gewebedicken, speziell der Fettschicht in der Gesäßregion, durchzuführen. Es sollte damit eruiert werden, welche Kanülenlängen für eine sichere intramuskuläre Injektion notwendig sind.

HÖHNE erfasste die Gesamtgewebedicke bei 154 narkotisierten Patienten durch das Einführen einer Messkanüle bis zur Darmbeinschaufel. Durch Gewebeschnitte bei 122 Leichen erfasste er zudem exakt die Dicke von Fett- und Muskelschicht. Er hat die Untersuchung sowohl im Bereich des oberen äußeren Quadranten als auch am v. Hochstetter-Punkt durchgeführt. Die Probanden wurden in fünf Körpergewichtsklassen eingeteilt und nach Geschlecht unterschieden.

Empfehlungen

HÖHNE konnte die in der Tabelle 2 genannten Durchschnittswerte, ich nenne die Angaben nur für den heute vertretbaren v. Hochstetter-Punkt, erfassen (☞ Tab. 2 u. 3). Daraus errechnete er nach folgender Formel die optimale Kanülenlänge für die einzelnen Körpergewichtsklassen:

$$
\begin{aligned}
\textit{Optimale Kanülenlänge} = \;& \text{Fettgewebedicke (mm)} \\
& + \tfrac{1}{2} \text{ der Muskelgewebsdicke} \\
& + 10 \text{ mm Sicherheitsabstand} \\
& + 3 \text{ mm Kanülenschliff}
\end{aligned}
$$

Für die Berechnung des Normalgewichts benutzte HÖHNE die traditionelle Broca-Formel:

Normalgewicht (kg) = Körpergröße (cm) − 100

Das Idealgewicht liegt dabei bei Männern 10 %, bei Frauen 15 % unter dem Normalgewicht.

Tab. 2: Errechnung der optimalen Kanülenlänge für Injektionen in den Gesäßmuskel

		Gesamt-gewebe-dicke	Fett-gewebe-dicke	Muskel-gewebe-dicke	Optimale Kanülen-länge
Unter-gewicht	Männer	50,7	19,9	30,8	48,30
	Frauen	48,6	18,6	30,0	46,60
Normal-bis Ideal-gewicht	Männer	52,9	22,4	30,5	50,65
	Frauen	54,0	24,3	29,7	52,15
Normal-gewicht + 10 %	Männer	58,2	25,9	32,3	55,05
	Frauen	54,6	25,9	28,7	53,25
Über-gewicht 10–20 %	Männer	64,9	30,7	34,2	60,80
	Frauen	58,2	28,0	30,2	56,10
Über-gewicht über 20 %	Männer	75,5	40,4	35,1	70,95
	Frauen	70,5	40,6	29,9	68,55

– jeweils Mittelwerte
– Angaben in mm

⚡ **Achtung**

Die am häufigsten für i.m.-Injektionen verwendete Kanülen Nr. 1 und 2 haben eine maximale Länge von 40 mm und lassen *nur bei untergewichtigen Patienten* eine Applikation in den Randbereich der Muskulatur erwarten. Die Mitte der Muskelmasse wird nur erreicht, wenn bei Untergewichtigen kein Sicherheitsabstand eingehalten wird. Durch Ultraschall und computertomografische Untersuchungen wurde nachgewiesen, dass nur bei *5 % der Frauen* und bei *15 % der Männer* mit den *üblicherweise benutzten Nadeln Nr. 1 und 2 die Muskulatur erreicht werden kann!* (☞ Tab. 3)

Tab. 3: Kanülen für die Injektion in die Gesäßmuskulatur

	Kanülenlänge	Pravaz-Nr.
Erwachsene		
Untergewichtige	40 mm	Nr. 1–2
Normalgewichtige	50 mm	–
Übergewichtige	70 mm	–
Schulkinder		
Untergewichtige	30–32 mm	Nr. 12–14
Normalgewichtige	40 mm	Nr. 1–2
Übergewichtige	50 mm	–
Kleinkinder		
Untergewichtige	19–26 mm	Nr. 16–20
Normalgewichtige	30–32 mm	Nr. 12–14
Übergewichtige	40 mm	Nr. 1–2

 Merke

Bei Ideal- bis Normalgewichtige (+ 10 %) sind Injektionsnadeln mit einer Länge von 50 mm empfehlenswert.

Für Übergewichtige steht eine Nadellänge von 70 mm zur Verfügung, wobei bei leichtem Übergewicht (10–20 %) diese Nadel verwendet werden kann, indem der Sicherheitsabstand etwas vergrößert wird.

Aus diesen Berechnungen wird klar, dass der Einstich bei intramuskulären Injektionen generell senkrecht im Winkel von 90° zur Körperoberfläche zu erfolgen hat, um die Einstichtiefe nicht noch stärker zu verkürzen und das Erreichen der Muskulatur erneut in Frage zu stellen.

Aus der dargestellten Problematik heraus empfiehlt Dvořák: „Vorsichtshalber wird die Kanülenspitze bis zum Periost geführt, danach wird ein wenig zurückgezogen." Obwohl ein Anstechen der Knochenhaut durch die Injektionskanüle trotz landläufiger Meinung selten schmerzhaft ist und das Erreichen des Knochens mit der Nadelspitze vom Patienten kaum bemerkt wird, ist der harte Widerstand für den Durchführenden häufig erschreckend.

Durch das tiefe Einstechen wird mehr Gewebe, wenn auch gering-fügig, verletzt als notwendig. Deshalb ist dieses Vorgehen nur be-dingt zu empfehlen.

5.2 Injektionen in die Oberschenkel-muskulatur

5.2.1 Anatomie/Physiologie

Der Muskel des menschlichen Körpers mit der größten Masse ist der *Musc. quadriceps femoris* (vierköpfiger Oberschenkelmuskel), der einzige Strecker des Kniegelenks. Seine funktionell verschie-denen Anteile ziehen gemeinsam zur *Patella* (Kniescheibe).

Dabei entspringt der am äußeren Oberschenkel verlaufende *Musc. vastus lateralis* dem *Trochanter major* und führt neben der Stre-ckung die Außenrotation des Unterschenkels durch.

Als sein Gegenspieler und Innenrotator entspringt der *Musc. vas-tus medialis* am proximalen Oberschenkelknochen und verläuft an der Oberschenkelinnenseite zum Knie.

Der kräftige *Musc. rectus femoris* (gerader Oberschenkelmuskel) verbindet auf der Vorderseite des Oberschenkels das Dach der Hüftgelenkskapsel und die *Spina iliaca anterior inferior* mit der Kniescheibe.

Darunter liegt zwischen dem inneren und äußeren Vastus der *Musc. vastus intermedius.*

Schräg überzogen wird die Quadriceps-Gruppe vom Schneider-muskel *(Musc. sartorius).* Die Hauptbeuger des Kniegelenks stel-len der *Musc. biceps femoris,* der *Musc. semimembranosus* und der *Musc. semitendinosus* dar. Sie liegen alle auf der Rückseite des Oberschenkels.

Die *Arteria* und *Vena femoris* (Oberschenkelarterie und -vene) verlaufen hinter dem Oberschenkelknochen an der Oberschenkel-innenseite. Die *Arteria profunda femoris* (tiefe Oberschenkelarte-rie) entspringt der A. femoris etwas unterhalb der Leiste, unter-quert sie und versorgt die Adduktorengruppe.

Die *Vena saphena magna* bildet sich an der Fußinnenseite und läuft in der Subcutis an der Innenseite von Unter- und Oberschenkel entlang. Sie mündet im Leistenbereich in die tiefer liegende *Vena femoralis.*

Der Verlauf des Ischiasnerven wurde bereits bei der Gesäßtopografie beschrieben.

5.2.2 Orientierungshilfen

Merke

Der Einstich für die intramuskuläre Injektion am Oberschenkel erfolgt in den *Musc. vastus lateralis,* der einen Teil der Quadrizeps-Gruppe bildet. Die Injektionsstelle liegt *im mittleren Drittel der Verbindungslinie zwischen Trochanter major und Kniescheibe.*

5.2.3 Knöcherne Orientierungspunkte nach v. Hochstetter

Von Hochstetter hat 1969 auch für diese Injektionsstelle eine Grifftechnik veröffentlicht, die dem Anfänger ohne topografische Kenntnisse das Aufsuchen des Musk. vastus lateralis wesentlich erleichtert.

Dazu liegen die beiden Kleinfinger-Grundgelenke auf den Knochenvorsprüngen *Trochanter major* (großer Rollhügel) und *Patella* (Kniescheibe). Durch Abspreizen der Daumen wird die Muskelbegrenzung nach dorsal abgegriffen. Es lässt sich meist sogar eine Gewebefurche an dieser Grenze darstellen. Zudem wird durch diese Grifftechnik die Nähe zum Hüft- und Kniegelenk vermieden (☞ Abb. 24 und 25).

Die Injektionsstelle befindet sich nicht, wie fälschlicherweise in einigen Fachaufsätzen beschrieben, *zwischen* den beiden Daumenspitzen, denn gerade dort geht ja der Vastusrand in die Bizeps-Gruppe des Oberschenkels über. Anzustreben ist jedoch das Einspritzen in die Mitte der Muskulatur.

Korrekt ist das Aufsuchen der Injektionsstelle *oberhalb* der beiden Daumenspitzen in die Hauptmuskelmasse des Vastus lateralis.

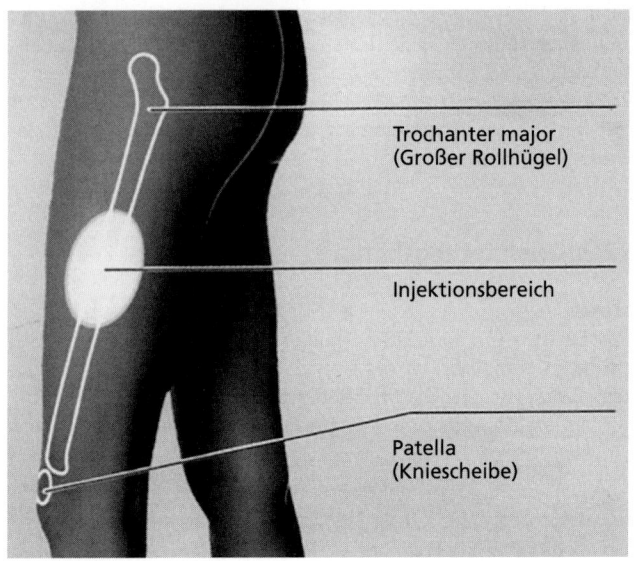

Abb. 24: Injektionsstelle Oberschenkel (Novartis)

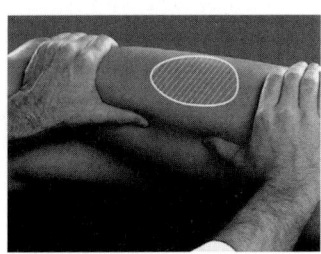

Abb. 25: Grifftechnik (Novartis)

Divergierende anatomische Proportionen (langgliedrige Finger der behandelnden Person, kurze Oberschenkel des Patienten oder umgekehrt) können vernachlässigt werden, da diese sichere Grifftechnik nach v. Hochstetter erneut Gefäße und Nerven weiträumig ausspart.

5.2.4 Injektionskanülen und Injektionswinkel

Tab. 4: Kanülen für die Injektion in die Oberschenkelmuskulatur

	Kanülenlänge	Pravaz-Nr.
Erwachsene		
Untergewichtige	30–32 mm	Nr. 12–14
Normalgewichtige	40 mm	Nr. 1–2
Übergewichtige	50 mm	–
Schulkinder		
Untergewichtige	19–26 mm	Nr. 16–20
Normalgewichtige	30–32 mm	Nr. 12–14
Übergewichtige	40 mm	Nr. 1–2
Kleinkinder		
Untergewichtige	nicht geeignet	
Normalgewichtige	19–26 mm	Nr. 16–20
Übergewichtige	30–32 mm	Nr. 12–14

Der Einstich erfolgt senkrecht Richtung Oberschenkelknochen.

5.2.5 Einschränkungen/Empfehlungen

 Achtung

Die intramuskuläre Injektionstechnik in den Oberschenkel ist für ölige oder kortikoidhaltige Medikamente sowie für Antibiotika und Antirheumatika nicht geeignet.

Die maximale Injektionsmenge beträgt 5 ml.

Für Säuglinge kann die i. m.-Injektion in den Oberschenkel *ausdrücklich empfohlen* werden, da erst im Alter von 2 Jahren durch den aufrechten Gang des Kindes die Gesäßmuskulatur ausreichend entwickelt ist.

5.3 Die Problematik der Injektion in die Oberarmmuskulatur

5.3.1 Anatomie/Physiologie

Das Schulterblatt *(Scapula)* ist ein großer platter Knochen mit funktionsbedingten Verdickungen vor allem an den Rändern. Im seitlichen Bereich verbreitet es sich zum *Acromion* (Schulterhöhe), wodurch der Kopf des Oberarmknochens *(Humerus)* im Schultergelenk schützend abgedeckt wird.

Der kappenartig auf der Schulter aufsitzende Deltamuskel (*M. deltoideus*) hat seinen Namen aufgrund seiner in einem spitzen Winkel auslaufenden Dreiecksform, entsprechend dem griechischen Großbuchstaben Δ. Er ist an fast allen Bewegungen des Schultergürtels beteiligt. Besonders gut tastbar ist dieser Muskel und sein Verlauf bei der Abduktion des Armes gegen einen leichten Gegendruck.

Im weiteren Verlauf des Oberarms finden wir als Beuger des Ellenbogengelenks den *Musc. brachialis* (Oberarmmuskel), den *Musc. brachioradialis* und den *Musc. biceps brachii*, das Demonstrationsobjekt jedes Bodybuilders.

Als einziger Strecker im Ellenbogengelenk dient der *Musc. triceps brachii* auf der Oberarmrückseite.

Die *Arteria brachialis* beginnt als *A. subclavia*, trägt im Achselbereich den Namen *A. axillaris* und läuft dann als Oberarmschlagader zusammen mit der *Vena brachialis* unbedeckt von Muskeln an der Oberarminnenseite entlang und teilt sich im Unterarmbereich in die Ellen- und die Speichenschlagader.

Der *Nervus axillaris* innerviert den Hautbereich über dem Deltamuskel, der *N. musculocutaneus* die Haut der Daumenseite des Unterarms.

Der Speichennerv *(N. radialis)* zieht hinter dem Oberarmknochen durch die Beugergruppe des Unterarms (s. o.) und mündet in die Achselhöhle. Der Ellennerv *(N. ulnaris)* zieht aus der Achselhöhle durch die Beugergruppe an der Außenseite des unteren Oberarmbereichs zwischen *Musc. brachialis* und Triceps zum Unterarm und zur Hand. Der Mittelarmnerv *(N. medianus)* liegt oberflächlich unter der Oberarmfaszie und zieht auch an der Oberarminnenseite zum Unterarm.

Im Achselbereich münden alle Gefäße und Nerven in die Körperhöhle, so dass hier der Außenbereich des Oberarms (Deltamuskel) frei ist von Nerven- und Gefäßsträngen.

5.3.2 Orientierungshilfen

Achtung

Die Muskelmasse des Oberarms ist beim Durchschnittsmenschen vergleichsweise gering. Aus diesem Grund können intramuskuläre Injektionen, selbst wenn diese mit einem Einstechwinkel von 45° erfolgen, in die lateralen Anteile des Bizeps- oder Trizepsmuskels nicht empfohlen werden.

Als einziger Injektionsort bietet sich der *Deltamuskel* an, weil alle größeren Nerven und Gefäße in dieser Höhe hinter dem Humerusknochen in den Körperstamm einmünden (☞ Abb. 26). Die Einstichstelle liegt beim Erwachsenen 3 Querfinger unterhalb des *Acromions*, damit der Bereich des Schultergelenks mit seinen auspolsternden Schleimbeuteln nicht verletzt wird, erfolgt die Injektion in die Hauptmasse des *Musc. deltoideus*.

5.3.3 Injektionskanülen und Injektionswinkel

Der Einstich erfolgt, wie bei allen intramuskulären Injektionen, senkrecht zur Hautoberfläche Richtung Oberarmknochen (☞ Abb. 26 und Tab. 5).

5.3.4 Einschränkungen/Empfehlungen

Die Oberarmmuskulatur wird bevorzugt als Injektionsstelle bei Impfungen im Erwachsenenalter genutzt, da sich die Antikörperbildung dabei deutlicher entwickelt. Vergleichsweise kommt es, wie bereits dargelegt, bei Injektionen in die Gesäßmuskulatur durch die üblicherweise zu kurzen Kanülen bei einer an dieser

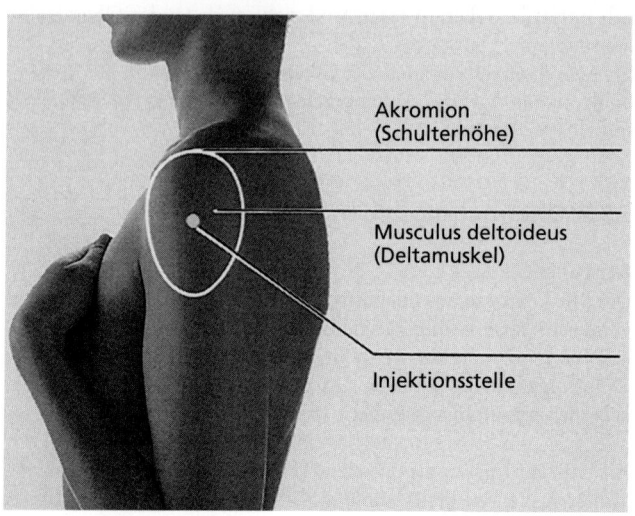

Akromion
(Schulterhöhe)

Musculus deltoideus
(Deltamuskel)

Injektionsstelle

Abb. 26: Injektionsstelle am Oberarm (Novartis)

Tab. 5: Kanülen für die Injektion in die Oberarmmuskulatur

	Kanülenlänge	Pravaz-Nr.
Erwachsene		
Untergewichtige	19–26 mm	Nr. 16–20
Normalgewichtige	30–32 mm	Nr. 12–14
Übergewichtige	40 mm	Nr. 1–2
Schulkinder		
Untergewichtige	nicht empfehlenswert	
Normalgewichtige	19–26 mm	Nr. 16–20
Übergewichtige	30–32 mm	Nr. 12–14
Kleinkinder	nicht empfehlenswert	

Körperstelle deutlich dickeren Fettschicht sehr häufig zu subkutanen Fehlinjektionen mit der Folge einer geringeren Reaktion auf die injizierten Impfstoffe. Deshalb empfehlen viele Hersteller generell eine intramuskuläre Injektion in die zudem leichter erreichbare Oberarmmuskulatur.

In der Regel sind dagegen die bereits beschriebenen i. m.-Injektionsstellen am Gesäß und am Oberschenkel zu bevorzugen.

⚡ **Achtung**

Bei der Injektion in die Oberarmmuskulatur besteht die Gefahr einer Schädigung z. B. des Radialisnerven, der nach dem Ischiaticus die zweite Stelle der Häufigkeit von Nervenläsionen nach Injektionen einnimmt.

Damit wird die Funktion des gesamten Armes mit schwerwiegenden Langzeitfolgen bedroht. Durch die geringe Gewebemasse können aggressive Injektionen selbst nach einer komplikationsfreien Einspritzung noch zum Nervus radialis hinwandern und dauerhafte Schäden verursachen.

Aus diesem Grund ist es nicht vertretbar, bei einem normalgewichtigen Erwachsenen mehr als 2 ml Injektionslösung in die Muskulatur des Oberarms einzuspritzen. Schwer resorbierbare und aggressive Medikamente sind als Injektionen hier gänzlich zu meiden.

5.4 Die Durchführung der intramuskulären Injektion

Nach dem Aufsuchen der Injektionsstelle (☞ Abb. 27) empfiehlt es sich, die Muskulatur breit kneifend zu massieren. Diese Maßnahme lockert das Muskelgewebe, zudem entsteht ein ablenkender Schmerzreiz. Die damit provozierte Freisetzung von Endorphinen mindert die Schmerzempfindung beim Einstich.

Um die Dicke der Fettschicht zu reduzieren ist es auch möglich, die Haut vor der Injektion zu straffen. Aus den oben dargestellten Gründen sollte beim Einstechen auf keinen Fall das subkutane Fettgewebe mit einer verdickenden Hautfalte abgehoben werden.

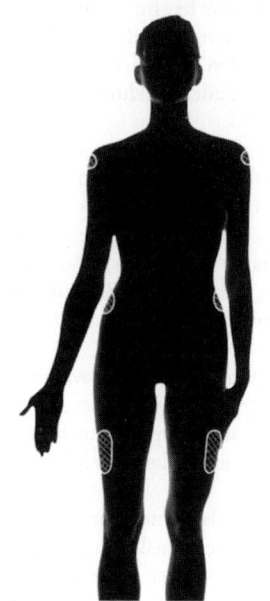
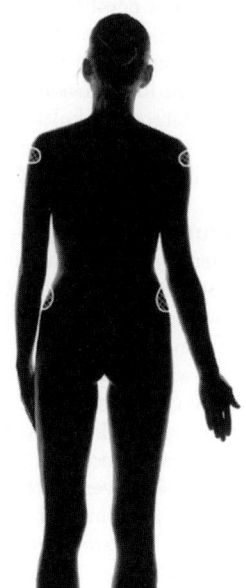

Abb. 27: i.m.-Injektionsstellen (Novartis)

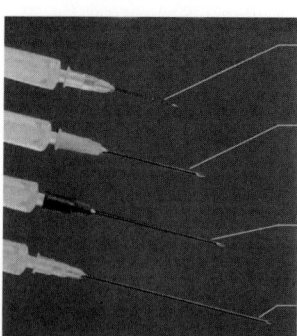

30–32 mm (Nr. 12–14)

für i.m.-Injektionen am Oberarm
und für i.m.-Injektionen bei Kindern

38–40 mm (Nr. 1–2)

für i.m.-Injektionen in die Gesäßmuskulatur
bei untergewichtigen Patienten und i.m.-In-
jektionen in die Oberschenkelmuskulatur

50–55 mm

für i.m.-Injektionen in die Gesäßmuskulatur
bei normal- bis idealgewichtigen Patienten

60–70 mm

für i.m.-Injektionen in die Gesäßmuskulatur
bei übergewichtigen Patienten

Abb. 28: Kanülen für die intramuskuläre Injektion (Novartis)

Ein leicht entspannendes Beklopfen der Injektionsstelle mit den Fingerflächen oder ein vorsichtiger ablenkender Schlag mit der Handkante können ebenfalls hilfreich sein.

Der Einstich erfolgt zügig und senkrecht zur Körperoberfläche. Falls die Kanüle nicht weit genug vorgeschoben wurde, kann ein ruckartiges Nachstechen erfolgen.

Bei intramuskulären Injektionen wird nun mit der Spritze aspiriert, um eine Fehllage in einem Gefäß auszuschließen. Dabei ist es sinnvoll, mit Daumen und Zeigefinger der nicht injizierenden Hand den Kanülenansatz festzuhalten, so dass die Nadel nicht im Stichkanal verrutscht. Zudem kann man sich mit der Kleinfingerseite auf dem Patienten abstützen. Falls sich dieser bewegt, ist die Spritze durch die fixierende Hand abgesichert.

Das Verhalten bei einer Blutaspiration oder bei außergewöhnlichen Schmerzreaktionen wird im nächsten Abschnitt beschrieben. Nach der Aspirationsprobe wird die Injektionslösung langsam injiziert. Bei größeren Mengen wird empfohlen, wenn die Hälfte der Lösung injiziert ist, eine erneute Kontrollaspiration durchzuführen.

Die Nadel wird nach der Injektion zügig entfernt. Mit einem bereitliegenden Tupfer komprimiert man kurzzeitig die Einstichstelle. Evtl. ist es auch möglich, das Medikamentendepot in der Tiefe etwas zu verteilen und damit die Resorption zu verbessern.

5.5 Komplikationen nach intramuskulären Injektionen

Dass das Verabreichen von Injektionen eine „gefahrengeneigte Tätigkeit" darstellt, ist den medizinischen Berufsgruppen sehr bewusst. Die Angst vor einer Verletzung des Ischiasnerven oder vor der Verursachung eines Spritzenabszesses steckt vielen im Nacken. Das Spritzengeben wird von manchen Pflegekräften gemieden, häufig aus Unsicherheit in den Injektionstechniken.

Dass die Angst nicht ganz unbegründet ist, zeigt die Statistik einer Versicherungsgesellschaft, nach der

14 % aller medizinischen Schadensfälle durch Spritzen verursacht

wurde, davon die Hälfte durch intramuskuläre Injektionen. Besonders gefährlich scheint dabei die Injektion in den Gesäßmuskel (5,4 % der medizinischen Versicherungsfälle) zu sein.
In der Schlichtungsstelle einer Ärztekammer lag der

Anteil der Spritzenschäden an allen gemeldeten Behandlungsfehler bei 18 %,

davon die Hälfte Nervenläsionen, besonders der Nervus ischiadicus. Die Zahlen zeigen jedoch auch, dass Fehlinjektionen durch eine präzise Technik zu einem großen Teil vermeidbar wären. Zudem steht das genannte Zahlenmaterial nur im Verhältnis zur Gesamtmenge der medizinischen Komplikationen und nicht zur Anzahl der verabreichten Injektionen.

 Merke

Nach einer groß angelegten amerikanischen Studie kam es bei 12.134 Patienten nach intramuskulären Injektionen zu 48 lokalen Komplikationen, das sind 0,4 %.

Trotzdem ist jeder einzelne Spritzenschaden für alle Beteiligten eine unangenehme Sache. Wenn darum die genauen Gefahrenpunkte bekannt sind, lässt sich die Komplikationsrate noch deutlich reduzieren.

5.5.1 Schädigungen des Muskel- oder Fettgewebes

Jede intramuskuläre Injektion führt per se zu einer umschriebenen Schädigung des muskulären Gewebes. Dies lässt sich beispielsweise in einem Anstieg der Kreatininphosphokinase (CPK) nachweisen. In dieser Tatsache liegt auch begründet, dass für eine eindeutige Enzymdiagnostik zum Ausschluss eines Herzinfarkts i. m.-Spritzen bei diesen Patienten nicht durchgeführt werden dürfen.

Mögliche Schädigungen:
1. *Entzündungen des Fettgewebes*, die mit heftigen Schmerzen verbunden sein können, werden vor allem durch Fehlinjektionen von Antibiotika, Antirheumatika oder Neuroleptika verursacht. Es wird dabei auch von einem *„aseptischen Spritzen-*

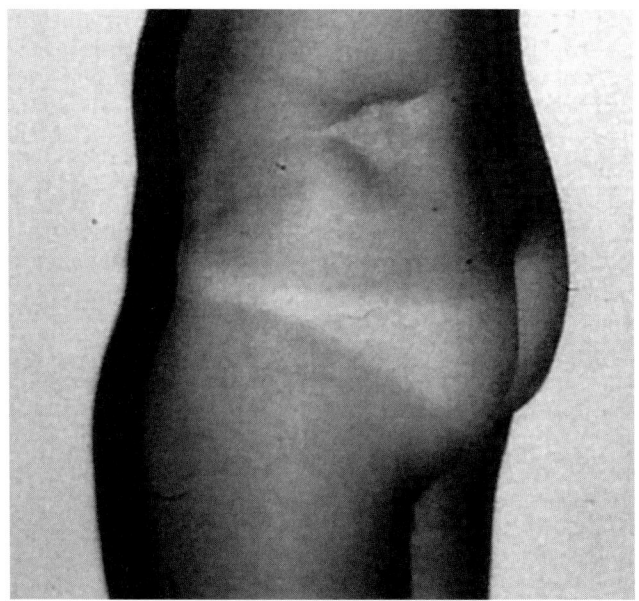

Abb. 29: Triamcinolon-Loch (Foto: H. Kaiser, Augsburg)

abszess" gesprochen. Teilweise kommt es sogar zur Ausbildung größerer *Granulome.*

2. *Muskelfibrosen* können nach gehäuften Injektionen gewebs-schädigender Substanzen wie Antibiotika oder Fiebermittel, besonders bei kachektischen Patienten, bei Kindern, aber auch bei Süchtigen auftreten. Folge dieser bindegewebigen Veränderungen der Muskulatur können schwerwiegende Kontrakturen mit Gelenkfehlstellungen sein.

3. Zu *aseptischen Muskelnekrosen* kommt es durch gewebszerstörende kortikoidhaltige Präparate. Daraus kann sich im weiteren Verlauf ein Spritzenabszess entwickeln.

4. Eine *Fettgewebsatrophie* entwickelt sich ebenso durch Schäden in Folge der Applikation von Depot-Kortikoiden. Dazu gilt jedoch anzumerken, dass bei ausreichend langen i.m.-Kanülen Fettgewebsschäden weitgehend vermeidbar wären.

Die bekannteste Fettgewebsatrophie ist das sog. *Triamcinolon-Loch* durch subkutane Fehlinjektion dieses Glukokortikoids (z. B. Volon A) (Abb. 29). Es handelt sich dabei um eine sich langsam entwickelnde, umschriebene schmerzlose Hautdelle evtl. mit leicht bläulicher Verfärbung. Der Gewebsdefekt füllt sich erst im Verlauf von 1 bis 3 Jahren wieder auf.

5. *Verkalkungen des Muskel- oder Fettgewebes* durch Auskristallisation von Injektionslösungen bleiben meist unbemerkt, da sie keine oder nur geringfügige Symptome zeigen.

Empfehlungen

Fehlinjektionen ins Fettgewebe lassen sich durch ausreichend lange Injektionskanülen vermeiden. Die üblichen Kanülen Nr. 1 und 2 erreichen nur bei schlanken Patienten die Gesäßmuskulatur. Entsprechendes Material ist deshalb zur Verfügung zu stellen und zu benutzen.

Muskelschäden sind durch ein Verteilen auf verschiedene Injektionsstellen vermeidbar. Bei kachektischen Patienten ist die Indikation einer i. m.-Injektion sehr eng zu stellen.

5.5.2 Septischer Spritzenabszess

An dieser Stelle ist wohl die Angst vor Spritzenfolgen höher als die Wahrscheinlichkeit, solche Schäden zu verursachen. Der bakterielle Spritzenabszess soll seit der Einführung von Einmalmaterialien bei weniger als 1 : 100.000 Injektionen auftreten. In einer Studie macht er allerdings ein Viertel aller Komplikationen nach i. m.-Injektion aus. Dieses Verhältnis würde sich mit den Ergebnissen der oben erwähnten US-Studie decken.

Empfehlungen

Es ist notwendig, in besonderem Maße bei abwehrgeschwächten Patienten, bei Diabetikern oder z. B. nach Zytostatika-Therapie, auf ein aseptisches Vorgehen bei der Verabreichung von Injektionen zu achten. Eine individuell vorhandene Hautflora, aber auch die Nähe zu Ausscheidungsorganen sind hygienische Gefahrenpunkte.

Doch ein Großteil der Spritzenabszesse ist nachweislich nicht durch Hygienefehler verursacht. Fehlinjektionen ins Fettgewebe oder die Applikation gewebeschädigender Substanzen sind wesentliche Ursachen für die Entstehung von Spritzenabszessen. 80 % dieser Komplikationen treten nach der Verabreichung von kortisonhaltigen und anders gearteten Rheumamitteln auf. An der Injektionsstelle wird durch das Medikament eine lokale Abwehrschwäche provoziert. Häufig kommt es dort nun zu einer Sekundärinfektion durch hämatogen oder lymphogen verschleppte Keime.

Der bakterielle Spritzenabszess bleibt lange Zeit symptomlos. Erst mit zunehmendem und anhaltendem Schmerz kommen die Betroffenen zum Arzt.

 Empfehlungen

Die Häufigkeit der Verabreichung von Kortikoiden, Antirheumatika, Antibiotika und anderer gewebstoxischer Medikamente durch Spritzen sollte streng eingegrenzt werden. Das Fehlen ausreichender Gewebsmengen bei mageren Patienten ist zu beachten.

5.5.3 Nervenschäden

Durch das *direkte Anstechen eines Nerven* kommt es zu einem akuten Schmerz oder Missempfindungen im Nervenverlauf. Da der Behandelnde daraufhin meist die Injektion an dieser Stelle abbricht, verschwinden die Symptome in der Regel ohne dauerhafte Folgen.

Wenn neuroaggressive Medikamente (z. B. auch Atropin und Kalzium sowie Antirheumatika und Antibiotika) *in Nervennähe appliziert* werden oder dort hindiffundieren, kann es zu wesentlich gravierenderen Folgen kommen. Es entsteht meist ein anhaltender, brennender Schmerz mit Nervenausfällen entsprechend der jeweiligen Funktion. Bei geringfügiger Schädigung erscheint die Symptomatik nur flüchtig, teilweise bildet sie sich langsam zurück, was sich durch Wärmebehandlung fördern lässt. Häufig findet man jedoch eine ungünstige Prognose, weil der Schaden irreversibel ist.

Bei *sensorischer Nervenfunktion* entstehen neben den Schmerzen Sensibilitätsstörungen und Parästhesien unterschiedlicher Art.
Bei Störung der *motorischen Funktion* kommt es zu Lähmungen mit der Folge von Muskelatrophien und Gangstörungen. Bei Kindern entwickeln sich auch Wachstumsstörungen oder Deformationen der betroffenen Extremität.
Bei einigen Nerven sind auch *vegetative Störungen* möglich.
In der Literatur wird über die Verletzung folgender Nerven durch Injektionen berichtet (vgl. hierzu auch Abb. 14: Topografie der Gesäßgegend, S. 38):

● N. ischiadicus (52 %)
● N. radialis (zweithäufigste Nervenläsion mit gravierenden Folgen für die Funktion der oberen Extremität)
● N. glutaeus superior (bis zu 20 %)
● N. glutaeus inferior
● N. ulnaris u. a.

 Empfehlungen
Bei gründlicher Beachtung der *korrekten Injektionsstelle* und durch eine *Begrenzung der injizierten Lösungsmenge* lassen sich Nervenschäden vermeiden. Neurotoxische Substanzen wie Epinephrin (Adrenalin, Suprarenin) dürfen nur i. v. bzw. s. c. verabreicht werden. Tuberculin-Testseren, nach denen Lähmungen berichtet wurden, sind nur intrakutan zu applizieren.

5.5.4 Gefäßschäden/Embolia cutis medicamentosa

1. Durch *irrtümliche i. v.-Injektionen* von *öligen Präparaten* kann es zu einer Lungenembolie kommen.
2. *Venös applizierte kristalline Medikamente* wie Penizillin, Depot-Kortikoide oder Verzögerungsinsulin verursachen Mikroembolien im Gehirn mit kurzfristigen Beklemmungs- oder Erregungserscheinungen, Halluzinationen oder epileptischen Attacken.
3. Gravierende Folgen kann die irrtümlich *arterielle Injektion gefäßschädigender Substanzen* (Antibiotika, Antirheumatika u. a.) hervorrufen. Durch die Schädigung der Gefäßwand kommt es zu einem arteriellen Verschluss, so dass das versorgte

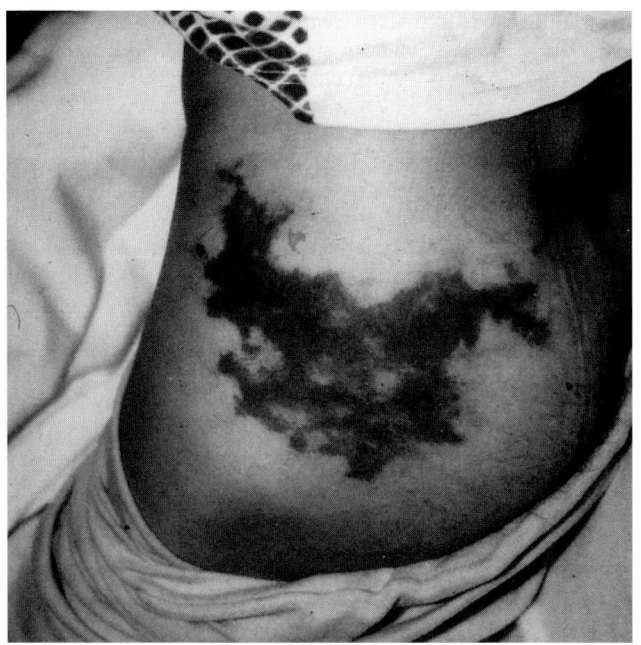

*Abb. 30: Embolia cutis medicamentosa/Nicolau-Syndrom
(Foto: H. Kaiser, Augsburg)*

Gewebe nicht mehr durchblutet wird (*Embolia cutis medica-mentosa*) (☞ Abb. 30).

Meist kommt es akut zu brennenden Schmerzen, evtl. auch zu Hautblässe. Innerhalb von Minuten bis Stunden kann das Gewebe anschwellen. Es entsteht ein bläulich marmoriertes Exanthem, das sog. *Nicolau-Syndrom*, das aus diesem Stadium heraus wieder abheilen kann.

Evtl. entwickelt sich daraus jedoch nach ein bis zwei Wochen eine *Nekrose* oder ein *Gangrän* der Haut und der Muskulatur, das erst nach Wochen bis Monaten mit großen Gewebsdefekten narbig abheilt. Diese Symptomatik führt oft zu der Fehldiagnose Spritzenabszess, trotz anders gearteter Genese.

Die Häufigkeit wird deshalb meist unterschätzt, in einer Studie machte das Nicolau-Syndrom ein Viertel der i. m.-Komplikationen aus!

 Empfehlungen

Gefäßschäden lassen sich vermeiden, wenn vor dem Einspritzen einer Lösung in die Muskulatur eine *Probeaspiration* erfolgt um zu überprüfen, ob die Kanülenspitze in einem Gefäß liegt. Wenn die Kanüle während der Injektion verrutscht, ist *erneut zu aspirieren*. Falls ein Gefäß angestochen wurde, ist die Injektion abzubrechen und an einer anderen Körperstelle zu wiederholen. Vielleicht sollte auch überprüft werden, ob die Injektionsstelle korrekt aufgesucht wurde.

6 Nachbereitung von Injektionen

6.1 Materialentsorgung

Unbeabsichtigte Stichverletzungen bei Injektionen oder Blutentnahmen kommen trotz vorsichtiger Handhabung in der Pflegepraxis immer wieder vor. Nach den Straßenunfällen auf dem Weg zum Arbeitsplatz oder bei der Heimfahrt stellen Stichverletzungen die häufigsten Meldungen an die berufsgenossenschaftlichen Unfallversicherungen dar. Die auf dem Blutweg übertragbaren Infektionskrankheiten (v. a. Hepatitis B und C, sowie HIV-Infektionen) sind ein ernstzunehmendes Risiko für Beschäftigte im Gesundheitswesen.

Achtung

Die häufigsten Nadelstichverletzungen passieren dem Personal im Reinigungs- und Transportdienst beim Durchstechen ungesicherter Kanülen durch Abfallsäcke, dagegen beim Pflegepersonal durch das Zurückstecken von Aufziehkanülen oder gebrauchter Injektionsnadeln in die Verschlusskappe („recapping", s. a. Abb. 2 und 3, S. 19) (☞ Abb. 31 u. 32). Deshalb haben die Unfallversicherungsträger (z. B. Berufsgenossenschaften) ein solches Vorgehen ausdrücklich untersagt.

Damit nicht mit offener Kanüle über die Stationen gelaufen wird, ist die Mitnahme kleinerer Kanülenbehälter ins Patientenzimmer notwendig. Auch die Zwischenlagerung offener Kanülen ist zu unterlassen.
Die Abwurfboxen verfügen meist über Abstreifkerben, womit die Kanülen zum Entfernen nicht unbedingt festgehalten werden müssen. Aus hygienischen Gründen ist dieses Vorgehen jedoch nicht zum Abstreifen der Aufziehkanülen geeignet, weil dabei der Spritzenansatz vor dem Aufsetzen der sterilen Injektionskanüle und der Medikamentenapplikation kontaminiert werden kann.

*Abb. 31: Warnaufkleber „STOP –
kein recapping"
(Becton Dickinson)*

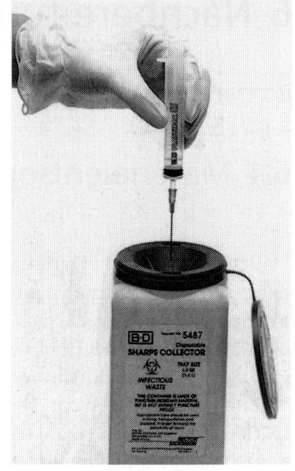

*Abb. 32: Zugelassener
Kanülenabwurf-
behälter
(Becton Dickinson)*

6.2 Dokumentation

Die ärztliche Anordnung einer Injektion hat, wie bereits beschrieben, schriftlich vorzuliegen. Erfolgt die Anordnung während der Visite, muss der Arzt diese mit seiner Unterschrift legitimieren. Zeitpunkt, exakte Medikamenten- und Mengenangaben und Verabreichungsart werden in der Patientenakte dokumentiert und vom Ausführenden abgezeichnet. Ein Zwischeninformationsträger („Spritzenplan") muss individuell für den einzelnen Patienten vorliegen, alle notwendigen Informationen enthalten und ist aus juristischen Gründen immer der Patientendokumentation beizufügen.

6.3 Vorgehen nach Stichverletzungen

 Empfehlungen

1. *Wunde* sofort und ca. 5 Min. lang durch Pressen *zum Bluten bringen.*
2. *Alkoholisches Hautdesinfektionsmittel* aufsprühen und in einem getränkten Tupfer mindestens 30 Sek. auf die Einstichstelle aufbringen. Das Desinfektionsmittel soll in der Wunde brennen!
3. Möglichst sofort mit einem erfahrenen Arzt Kontakt aufnehmen und *weitere Maßnahmen abklären* (s. u.).
4. *Anamnese und Blutentnahme* (Hepatitis-Serologie, HIV-Test) bei dem Patienten durchführen, bei dem die Kanüle benutzt wurde.
5. *Impfanamnese und Antikörper-Status* beim Betroffenen erheben (☞ Abb. 33 und 34).

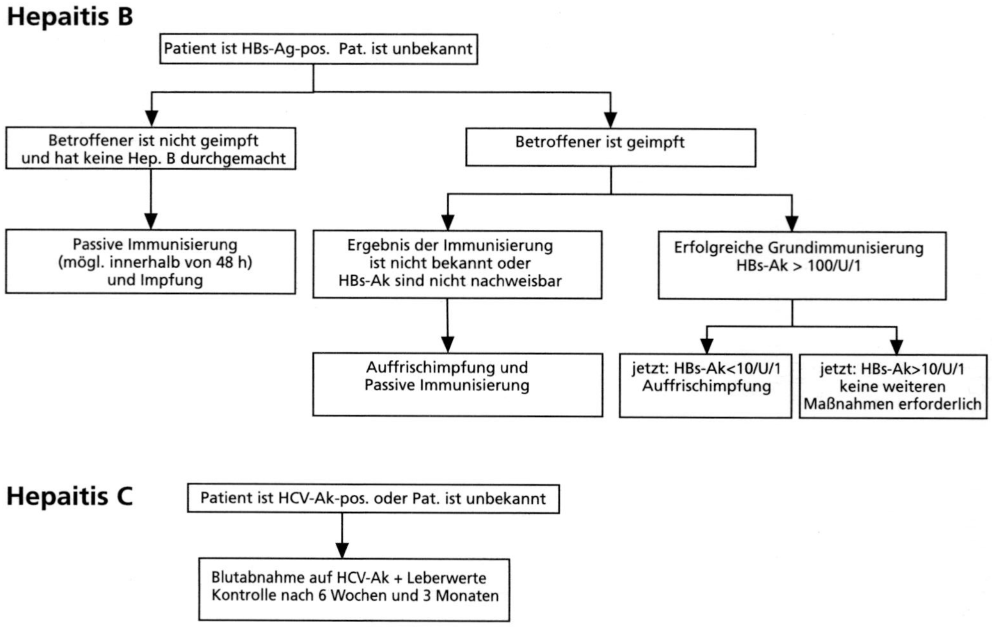

Hepaitis B

Patient ist HBs-Ag-pos. Pat. ist unbekannt

- **Betroffener ist nicht geimpft und hat keine Hep. B durchgemacht**
  - Passive Immunisierung (mögl. innerhalb von 48 h) und Impfung

- **Betroffener ist geimpft**
  - Ergebnis der Immunisierung ist nicht bekannt oder HBs-Ak sind nicht nachweisbar
    - Auffrischimpfung und Passive Immunisierung
  - Erfolgreiche Grundimmunisierung HBs-Ak > 100/U/1
    - jetzt: HBs-Ak<10/U/1 Auffrischimpfung
    - jetzt: HBs-Ak>10/U/1 keine weiteren Maßnahmen erforderlich

Hepaitis C

Patient ist HCV-Ak-pos. oder Pat. ist unbekannt

- Blutabnahme auf HCV-Ak + Leberwerte Kontrolle nach 6 Wochen und 3 Monaten

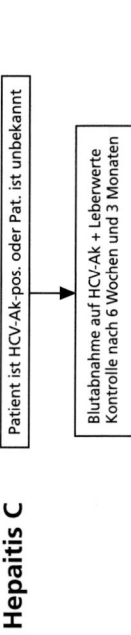

Abb. 33: Maßnahmen nach Nadelstich bei Hepatitis oder unbekanntem Patienten

HIV-Infektionen

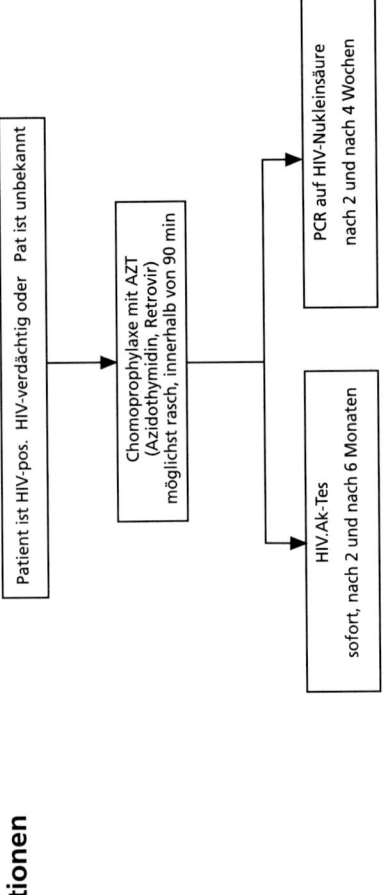

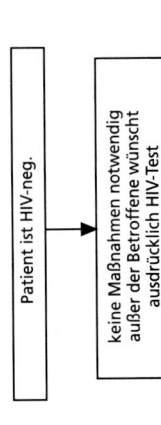

Patient ist HIV-pos. HIV-verdächtig oder Pat ist unbekannt

Chomoprophylaxe mit AZT (Azidothymidin, Retrovir) möglichst rasch, innerhalb von 90 min

PCR auf HIV-Nukleinsäure nach 2 und nach 4 Wochen

HIV-Ak-Tes sofort, nach 2 und nach 6 Monaten

Patient ist HIV-neg.

keine Maßnahmen notwendig außer der Betroffene wünscht ausdrücklich HIV-Test

Abb. 34: Maßnahmen nach Nadelstich bei HIV oder unbekanntem Patienten

7 Pharmakologie

7.1 Insulin

Geschichte der Insulintherapie

1869   Langerhans beschreibt zelluläre Inselchen im Pankreas, ohne eine Erklärung dafür zu finden.

1893   Laguesse bezeichnet dieses Gewebsstrukturen mit dem Namen „Langerhanssche Inselchen" und schreibt ihnen eine Drüsenfunktion zu.

1908/12   Zuelzer und Scott stellen einen Pankreasextrakt her, der die Glukosurie eines Hundes nach Pankreasresektion mindert. Versuche am Menschen scheitern wegen Entzündungen und Fieberanfällen.

1921   Paulesco (Bukarest) gewinnt ein Pankreasextrakt, das Hyperglykämie und Glukosurie senkt bzw. unterdrückt und manchmal Hypoglykämie hervorruft. Die Anwendung am Menschen misslingt noch immer.

1922   Banting, MacLeod, Best u. a. (Toronto), Letzterer noch Student, stellen auf ähnliche Weise Extrakte her.
Sie werden zunächst an Kaninchen angewendet. Ab Mai 1922 ist die Anwendung bei Diabetikern erfolgreich.
Schäfer (Edinburgh) benutzt erstmals den Begriff „Insulin", zuvor war die Wendung „Isletin" gebräuchlich.

1923   Banting und MacLeod erhalten den Nobelpreis für Medizin. Kritik kommt auf, dass nur diese beiden Wissenschaftler die Auszeichnung verliehen bekommen.
Es gibt bereits beträchtliche Vorräte an Insulin.

1925   Abel kristallisiert das Hormon, die Herstellung wird zunehmend industrialisiert.

1935   Hagedorn gelingt die Verbindung von Insulin mit den Verzögerungsstoffen Protamin und Zink, dadurch reicht in vielen Fällen eine Injektion Depotinsulin pro Tag aus.

7.1.1 Insulinarten nach Wirkungsspektren

Normalinsulin (Altinsulin)

Der Begriff „Alt-Insulin" hat eine historische Ursache: Nachdem der Pharmakologe Hagedorn durch die Bindung an Protaminsulfat eine Depotform von Insulin entwickelt hatte, bezeichnete man die bisher vorhandene Form als Alt-Insulin. Heute wählt man die Bezeichnung Normalinsulin (= entspricht der im Körper physiologischerweise enthaltene Form des Insulins), da der Begriff Alt-Insulin zu falschen Rückschlüssen führte („Alt-Insulin ist für den Altersdiabetes."). Dieser letzte Begriff sollte durch die Bezeichnung Typ II-Diabetes ersetzt werden, weil diese Stoffwechselstörung vereinzelt bereits im jüngeren Lebensalter auftreten kann. Der sog. „Jugendliche Diabetes" (besser Typ I-Diabetes) kann durchaus auch im höheren Alter vorkommen.)

⚡ **Achtung**

Normalinsulin liegt immer in klarer, farbloser Lösung, d. h. in amorpher Form (nicht an Kristalle gebunden) vor. Bei entsprechenden Veränderungen darf die Lösung nicht verwendet werden.

Normalinsulin wird in der Regel 10 bis 15 Min. vor der Mahlzeit subkutan appliziert. Bei intramuskulärer Verabreichung verändert sich dieser Spritz-Ess-Abstand nicht. Das Wirkungsmaximum liegt bei einer bis drei Stunden, die Wirkdauer beträgt 6 bis 8 Stunden. Bei i. v.-Injektion ist ein Zeitraum von 5 bis 10 Min. angebracht, die stärkste Wirkung tritt dann nach 20 bis 30 Min. ein und hält insgesamt nur 2 bis 3 Stunden an.

Die Serum-Halbwertszeit beträgt beim Stoffwechsel-Gesunden nur 4 bis 6 Min. Die Einzeldosis liegt zwischen 6 und 20 I.E. Beim diabetischen Koma erfolgt eine intravenöse Initialdosis von 0,1 bis 0,3 I.E./kg Körpergewicht mit anschließender Dauerinfusion 0,1 bis 0,2 I.E./kg KG stündlich.

Intermediärinsuline

Als Intermediärinsuline bezeichnet man die mittellang wirksamen Depot- bzw. Mischinsuline.

Depot- oder Verzögerungsinsulin

In Fortführung des ersten Protamininsulins entwickelte der Pharmakologe Hans Christian Hagedorn 1946 das NPH- (Neutrales Protamininsulin Hagedorn) oder Basalinsulin, bei dem weder Protamin noch Insulin im Überschuss vorliegt („Isophaninsulin"). Damit Protamin mit Insulin Kristalle bilden kann, ist ein geringer Zusatz von Zink, Phenol und/oder Cresol notwendig. NPH-Insulin liegt immer in Form einer Suspension vor. Deshalb ist die Ampulle zwischen den Handflächen zehnmal hin und her zu rollen und zusätzlich zehnmal um 180° zu kippen (☞ Abb. 35). Manche Patronen enthalten eine Glasperle um das Durchmischen zu unterstützen.

Die Lösung muss anschließend gleichmäßig trübe bzw. milchig aussehen. Evtl. sollte der Mischvorgang wiederholt werden. Bei entsprechenden Veränderungen (Lösung bleibt klar oder enthält Klumpen und Ausflockungen) darf die Lösung nicht verwendet werden. Eine i. v.-Injektion ist durch die kristalline Form der Lösung nicht möglich.

Surfeninsuline, deren verzögerte Wirkung durch das synthetische Harnstoff-Derivat Surfen geschieht, liegen in klarer Form als Schweine- und Rinderinsuline vor. Auf Grund häufiger allergischer Reaktionen wird diese Insulinform heute nur noch selten verwendet.

Depot-Insulin wird in der Regel 30 bis 60 Min. vor dem Frühstück und dem Abendessen subkutan appliziert. Bei intramuskulärer Verabreichung verändert sich dieser Spritz-Ess-Abstand nicht. Das Wirkungsmaximum liegt bei zwei bis zehn Stunden, die Wirkdauer beträgt 18 bis 20 Stunden.

Kombinationsinsulin (Mischinsulin)

Unter den intermediär wirksamen Kombinationsinsulinen versteht man Mischungen von Normal- und Depotinsulinen. Der Anteil des schnell wirksamen Normalinsulins liegt je nach Präparat zwischen 10 und 50 %. Ein hoher Prozentsatz an Normalinsulin erhöht den Initialeffekt des Kombinationspräparates. Der damit geringere Anteil der Depotform verkürzt geringfügig die Wirkungsdauer des Mischinsulins.

Sollten Kombinationsinsuline in traditioneller Form hergestellt werden, indem die Pflegekraft oder der in der Injektionstechnik

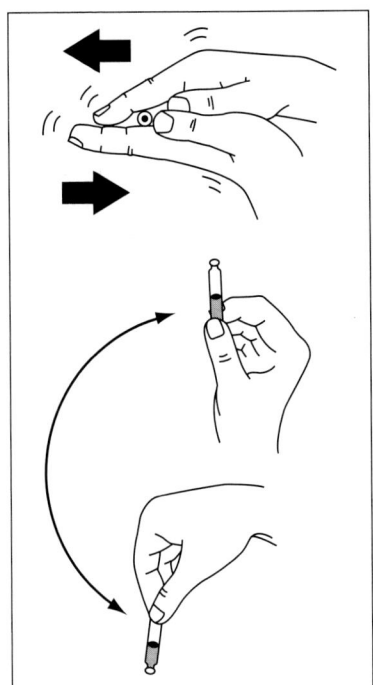

Abb. 35: Rollen und Kippen von Insulin-suspensionen

geschulte Laie die Grundformen individuell mischt, muss das kürzer wirksame Normalinsulin zuerst in die Spritze aufgezogen werden. Damit wird vermieden, dass die Lösung durch versehentliche Zumischung von Depot-Insulin verunreinigt wird. Die selbst hergestellte Mischung ist unverzüglich zu injizieren. Dieses Vorgehen birgt natürlich zusätzliche Fehlerquellen und wird heute nur noch selten praktiziert.

Long-Insulin

Langwirksame Insuline mit einer Wirkdauer von 72 Stunden sind an Zink gebundene Protamininsuline (☞ Tab. 6). Wegen der chemischen Eigenschaften darf diesen Insulinen kein Phenol als Desinfektionsmittel zugesetzt werden, deshalb enthalten diese Präparate Methylparaben.

Durch das Mischen von Long-Insulinen mit Normalinsulin wird der rasche Wirkungseintritt deutlich abgeschwächt. Es ist deshalb empfehlenswert, diese Präparate grundsätzlich getrennt zu applizieren.

Tab. 6: Übersicht langwirksame Insuline

Insulinart	Spritz-Ess-Abstand	Wirkungs-maximum	Wirkungs-dauer
Lispro-Insulin	0–15 Min.	30–70 Min.	2–5 h
Normal-Insulin	10–30 Min.	1.–3. Std.	3–8 h
Depot-Insulin	30–60 Min.	2.–10. Std.	10–24 h
Kombinations-Insulin	15–45 Min.	1.–9. Std.	13–18 h
Langzeit-Insulin	60–180 Min.	6.–18. Std.	20–36 h

Herstellerangaben beachten!

7.1.2 Insulinarten nach Aufbau und Spezies

Tierische Insuline

Rinder- und Schweine-Insulin wird aus dem Pankreas von Schlachttieren gewonnen. Vereinzelt können dagegen Antikörper gebildet werden, wodurch es zu allergischen Reaktionen oder zu einer Insulinresistenz kommen kann. Rinderinsulin enthält in drei Positionen der Insulinkette andere Aminosäuren als Humaninsulin, Schweineinsulin nur in einer Position. Deshalb kommt es bei Rinderinsulinen zu deutlich mehr immunologisch bedingten Nebenwirkungen wie Insulinallergien oder -resistenzen. Durch die höhere Verfügbarkeit und Ausbeute von Rinderinsulinen kann dieses meist preiswerter hergestellt werden und wird deshalb in Entwicklungsländern in einem weit höheren Anteil angewendet als in den Industrienationen, wo eine Anwendung auf Grund der beschriebenen Nachteile nicht mehr empfohlen wird.

Humaninsulin

In der BRD werden momentan 95 % der Insulinbehandlungen mit Humaninsulin durchgeführt. Es wird weitgehend semisynthetisch aus Schweineinsulin durch chemisch-enzymatischen Austausch der endständigen Aminosäure oder biosynthetisch (gentechnologisch) unter dem Einsatz von Coli-Bakterien oder Hefen gewonnen. Es wird nach Ergebnissen verschiedener Studien rascher aus dem subkutanen Fettgewebe resorbiert als tierische Insuline. Der schnellere und intensivere Wirkungseintritt zu den Mahlzeiten vermeidet somit unerwünschte Blutzuckerspitzen. Bei der Umstellung ist diese veränderte Pharmakokinetik zu berücksichtigen. Nach dem Wechsel von tierischem auf menschliches Insulin sind vereinzelt schwere Unterzuckerungen vorgekommen. Die Patienten haben dabei die Symptome einer Hypoglykämie nicht deutlich genug wahrnehmen können. Deshalb sollte jede Umstellung auf Humaninsulin medizinisch begründet sein!

Analog-Insulin/Insulin LysPro

LysPro-Insulin ist gekennzeichnet durch den Austausch zweier Aminosäuren in den Humaninsulin-Ketten und zeigt einen sehr raschen Wirkungseintritt. Dadurch kann es in unmittelbarer zeitlicher Nähe zu den Mahlzeiten (15 Min. vor oder nach dem Essen) verabreicht werden. Die Wirkungsdauer beträgt als Normalinsulin allerdings nur 2 bis 5 Stunden.

7.1.3 Pen-Insulin

Traditionelle Insulinlösungen in 10-ml-Stechampullen enthalten 40 I.E. pro ml. Da früher meist keine speziell graduierten 1-ml-Spritzen vorlagen, wurde Insulin in 2-ml-Spritzen aufgezogen mit der Maßgabe, dass 4 I.E. Insulin einem Teilstrich entsprechen. Dies hat nach Berichten, die dem Verfasser vorliegen, bei unerfahrenem Personal dazu geführt, dass aus Unkenntnis größere Spritzen verwendet wurden und fatale Überdosierungen von Insulin erfolgten. Zur Umrechnung bei 40 I.E./ml-Insulin ist es deshalb besser anzugeben, dass 0,1 ml Lösung einer Insulinmenge von 4 I.E. entspricht.

Pen-Insuline liegen, um die Kartuschen in der Größe zu minimieren (meist 3 ml), in einer kompakteren Konzentration vor. 1 ml enthält hier 100 I.E. Insulin, was bedeutet, dass 0,1 ml Lösung 10 I.E. enthält.

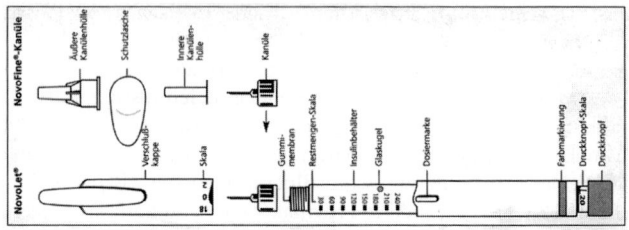

Abb. 36: NovoLet®-Pen (Novartis)

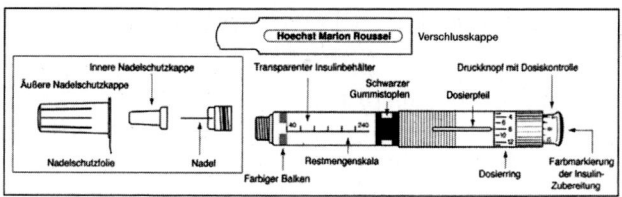

Abb. 37: Insuman Optiset (Hoechst)

Es wäre somit verhängnisvoll, mit einer üblichen Insulinspritze Pen-Insulin aufzuziehen. Der Patient bekäme die 2,5-fache Dosis verabreicht. Aus diesem Grund bietet die Industrie Einmalspritzen für 100 I.E./ml-Insulin an, falls einmal die Pen-Mechanik versagen sollte und die Insulinmenge per Hand aufgezogen werden muss.

 Empfehlung

Diese Spezialspritzen für 100 I.E./ml-Pen-Insuline, die nur im Ausnahmefall verwendet werden dürfen, sollten gesondert aufbewahrt und deutlich gekennzeichnet werden. Würde man nämlich versehentlich diese für das übliche 40 I.E./ml-Insulin verwenden, wäre die Lösungsmenge deutlich unterdosiert (☞ Abb. 38).

7.1.4 Wechsel- und Nebenwirkungen

 Achtung

Die Wirkung von Insulin kann sehr stark durch andere Medikamentenwirkstoffe verändert werden. Aus diesem Grund sind in der Diabetestherapie Blutzuckerschwankungen häufig nicht direkt nachvollziehbar.

Zusätzlich blutzuckersenkend wirkt eine *Kombination* von Insulin mit:
- ACE-Hemmern
- Acetylsalicylsäure
- Alkohol
- Alpha-/Beta-Rezeptorenblockern
- Amphetaminen
- Methyldopa
- MAO-Hemmern
- Fluoxetin
- Fenfluramin
- Clofibrat
- Tritoqualin
- Tetracyclinen
- anabolen Steroiden
- Zytostatika wie Cyclophosphamid, Ifosfamid, Trofosfamid
- Isonikotinsäurehydrazid
- Salizylaten.

Tendenzen zu einer Hyperglykämie bewirkt die *Kombination* mit:
- oralen Antikonzeptiva
- Saluretika
- Heparin
- Kortikoiden
- Diazoxid
- Nikotinsäure
- Phenolphthalein
- Schilddrüsenhormonen
- Sympathikomimetika
- trizyklischen Antidepressiva
- Lithiumcarbonat

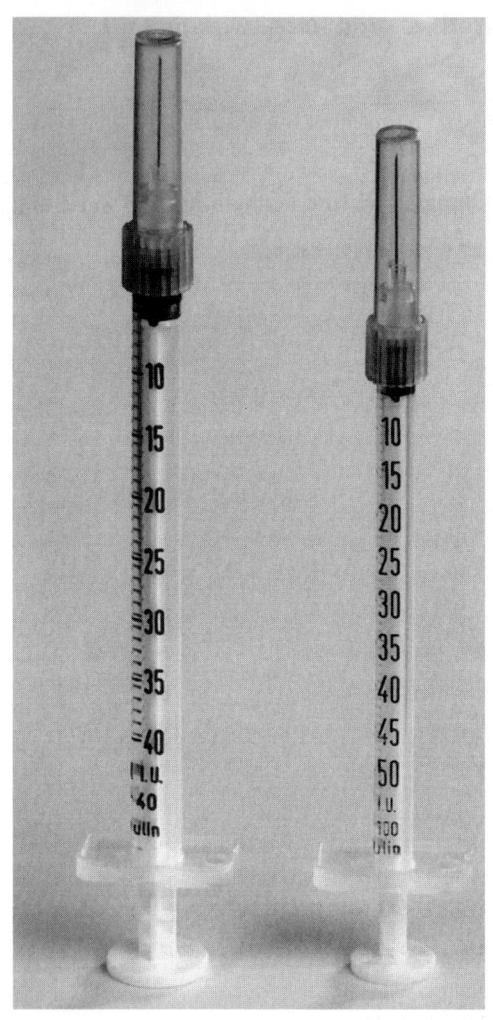

Abb. 38: 40 I.E./ml- und 100 I.E./ml-Spritze (B. Braun)

- Chlorprothixen
- Phenothiazin-Derivaten
- Phenytoin
- Abführmitteln.

An der Injektionsstelle kann es vereinzelt zu Fettgewebsschwund oder -zunahme kommen. Durch einen permanenten Wechsel der Einstichstelle kann die Häufigkeit dieser Nebenerscheinung vermindert werden.

Sehr selten kommt es zu leichten Hautrötungen am Injektionsort, die im weiteren Therapieverlauf meist von selbst verschwinden. Bei deutlich allergischen Reaktionen (starke Hautrötung, Juckreiz, Quaddelbildung), die sich über die Injektionsstelle hinaus entwickeln, und weiteren Symptomen wie Atemnot, Blutdruckabfall, Tachykardie und Schweißausbruch ist sofort der behandelnde Arzt hinzuzuziehen. Vermeidbar sind solche Reaktionen durch einen intrakutanen Hauttest vor Behandlungsbeginn.

7.1.5 Lagerung von Insulinlösungen

Insulinvorräte können im Gemüsefach des Kühlschranks gelagert werden. Die *Haltbarkeit* beträgt *18 bis 24 Monate* (siehe Herstellerhinweise/Verfallsdatum). Es ist auf jeden Fall darauf zu achten, dass das Insulin nicht in der Nähe von Kühlakkus, der Rückwand oder des Gefrierfaches liegt. Dort besteht die Gefahr des Einfrierens, was die Insulinwirkung herabsetzt oder völlig zerstört (☞ Abb. 39).

Eine angebrochene Flasche und die Insulinpatrone im Pen können *3 bis 4 Wochen* bei Raumtemperatur (max. 30 °C) aufbewahrt werden (Angaben im Beipackzettel beachten). Durch Desinfektionsmittel (Phenol, Cresol), die dem Insulin bereits bei der Herstellung in geringen Mengen zugesetzt werden, wird ein Bakterienwachstum durch in die Lösung verschleppte Keime verhindert.

⚡ Achtung

Insulin aus dem Kühlschrank kann ohne Aufwärmen eine Kältereaktion (Kälteallergie) beim Spritzen hervorrufen. Zudem ist die Lagerung der im Gebrauch befindlichen Insulin-Pens im Kühl-

Ihre Insulinvorräte lagern Sie wie folgt:

Bei angebrochenen Insulinfläschen und Insulinpatronen gilt folgendes zu beachten:

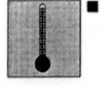 ▪ Zwischen + 2° und + 8°C lagern. Vor Frost schützen.

 ▪ Erstentnahmedatum vermerken.

 ▪ Kein direkter Kontakt mit Gefrierfach oder Kühlakku.

 ▪ Fläschchen und Insulinpatronen, die Insulinsuspension enthalten, vor dem Gebrauch immer zwischen den Händen rollen, nicht schütteln

 ▪ Vor direktem Sonnenlicht schützen.

 ▪ Insulinpatronen zusätzlich jeweils ca. 10mal um 90° vor jeder Injektion wenden.

 ▪ Verfalldatum beachten.

 ▪ Angebrochene Fläschchen 1 Monat haltbar.

 ▪ Insulinpatronen nach Einlegen in das Injektionsgerät 21 Tage haltbar.

 ▪ In Gebrauch befindliches Insulin kann bei Raumtemperatur (max. +30°C) aufbewahrt werden.

Abb. 39: Lagerungshinweise Insulin (Lilly Pharma)

schrank strikt verboten, da durch Temperaturschwankungen die Gefahr eines Lufteintritts in die speziellen Insulinkartuschen entsteht. Dadurch kann es nachfolgend zu einer fehlerhaften (zu niedrigen) Insulingabe kommen.

Generell sind Insulinlösungen vor direkter Wärme- und Lichteinwirkung zu schützen.

Speziell reine Depot-Humaninsuline ohne Normalinsulinanteil zeigen vereinzelt das „Frosting-Phänomen", das erstmals 1987 in der Literatur auftauchte. Hierbei kommt es zu eiskristallartigen Ablagerungen an der Flascheninnenwand und zur Klumpenbildung des Insulins. Dieses Insulin zeigt dann auch eine deutliche

Minderwirkung. In und nach den Sommermonaten wird eine Häufung des Frostings beobachtet, jedoch liegen die Fallzahlen bei unter 0,01 %.

Nach dem Vermischen muss die Suspension homogen und milchig weiß sein. Ist dies nicht der Fall, sollte ein verändertes Depotinsulin nicht mehr weiter verwendet werden. Normal-(Alt-)Insulin sollte immer wasserklar aussehen.

7.1.6 Anwendungshinweise

Beim Typ I-Diabetiker ist von einer durchschnittlichen Dosierung von 0,7 bis 0,8 I.E. pro kg Körpergewicht und Tag auszugehen. Bei Typ II-Diabetes liegt der Bedarf zwischen 0,3 bis 0,8 I.E./kg KG pro Tag. Wenn zwei Mal täglich injiziert wird, werden 2/3 der Dosis am Morgen verabreicht, der Rest am Abend.

Depot- und Kombinations- sowie Longinsuline dürfen wegen ihrer kristallinen Form auf keinen Fall intravenös verabreicht werden. Darum empfiehlt sich auch weiterhin grundsätzlich die Aspirationskontrolle bei Insulininjektionen. Mit der Pen-Spritze ist dieses Vorgehen jedoch nicht möglich.

Durch Präparatewechsel, Besserung der Stoffwechsellage, Auslassen einer Mahlzeit, Durchfall, Erbrechen, körperliche Anstrengung, Wechsel der Injektionsstelle, Alkoholgenuss, chronische Lebererkrankungen, Schilddrüsenunterfunktion u. a. Erkrankungen kann es zur Unterzuckerung kommen oder diese verstärkt werden. Alkoholische und andere Desinfektionsmittel können die Wirksamkeit des Insulins herabsetzen und dürfen deshalb nicht mit der Lösung in Kontakt kommen.

Unmittelbar nach jeder Injektion ist die Kanüle von einem Insulin-Pen zu entfernen, da es sonst zum Lufteintritt oder zum Auslaufen der Lösung kommen kann. Belassene Nadeln können verstopfen. Eine einwandfreie Hygiene sollte gewahrt bleiben.

Bei einigen Präparaten von Pen-Insulinen ist die Patrone, wenn der Gummikolben die Markierung erreicht, auszuwechseln, da eine exakte Dosierung dann nicht mehr gewährleistet ist. Teilweise zeigt die Markierung eine bestimmte Restmenge an, bei der beachtet werden muss, ob diese Dosis für die anstehende Applikation ausreicht (bitte Beipackzettel beachten!).

Nach der Herausnahme einer Insulinkartusche darf sie nicht erneut in den Pen eingelegt werden. Auch das Nachfüllen der Patrone oder die Herstellung von Insulinmischungen ist bei Pen-Insulinen nicht gestattet.

Empfehlungen

Die Insulinverabreichung sollte zur *Vermeidung von Blutzuckerschwankungen* zur *selben Tageszeit* immer an der *selben Körperstelle* erfolgen. Der Oberarm als subkutane Injektionsstelle ist für die Insulintherapie auszusparen, da die Resorptionsgeschwindigkeit in dieser Extremität durch die Bewegung stark variiert. Die Injektionsstellen sollten ständig gewechselt werden, um Gewebeveränderungen und Resorptionsstörungen zu vermeiden.

Der Gummistopfen von Stechampullen und Patronen ist vor dem Anstechen immer durch ein alkoholisches Desinfektionsmittel zu reinigen.
Falls größere Luftbläschen in der in den Pen eingelegten Insulinpatrone zu erkennen sind, wird das Injektionsgerät mit der Kanüle nach oben gehalten, die Bläschen durch ein seitliches Klopfen nach oben gebracht und dann in Schritten von 2 Einheiten entleert, bis die Luft entfernt ist. Sehr kleine Luftbläschen wirken sich nicht auf die Genauigkeit der Dosis aus.

7.2 Heparin

Heparin wurde 1916 erstmals aus der Leber von Hunden extrahiert. Heute wird es meist aus Schweinedarmmukosa gewonnen. Die Einzelheiten des Wirkungsmechanismus wurden erst Ende der siebziger Jahre erforscht.
Heparin bildet mit dem langsam wirkenden Antithrombin III den Komplex eines schnell wirkenden Inhibitors, der die Gerinnungsfaktoren IIa und Xa hemmt.

7.2.1 Heparinarten

Unfraktioniertes Heparin

Die Dosis von traditionellen *unfraktionierten Heparinen* ist definiert nach dem *WHO-Standard Internationale Heparin-Einheiten (I.E.)*. Eine Heparineinheit ist die Menge, die benötigt wird, um die Gerinnung von 1 ml Schafs- oder Rinderplasma bei 37 °C über 1 Stunde zu verhindern.

Es hat ein Molekulargewicht von 8.000–12.000 D. (*D*alton = atomare Masseeinheit entspr. $1,66 \times 10^{-27}$ kg)

Die prophylaktische Dosierung beträgt 15.000 I.E. pro Tag, die in 2 bis 3 Einzeldosen verabreicht wird. Die therapeutische Dosis liegt bei 20.000 bis 50.000 I.E./Tag.

Neben Fertigspritzen und Ampullen mit Low-Dose-Lösungsmengen stehen beim unfraktionierten Heparin auch 10-ml-Stechampullen in einer Konzentration von 25.000 I.E./ml zur Verfügung. Die Berechnung der aufzuziehenden Menge ist einfach, wenn man sich bewusst macht, dass 0,1 ml Lösung 2.500 I.E. Heparin enthält. Zudem stehen auch spezielle 1-ml-Spritzen mit Heparin-Graduierung zur Verfügung.

Niedermolekulares Heparin (Low Molecular Weight Heparin)

Niedermolekulare Heparine werden in *mg des 1. Internationalen Standards für Heparin niedriger Molekularmasse* angegeben und entsprechen nicht den WHO-Einheiten. Sie weisen ein Molekulargewicht von 4.000–7.000 D auf und werden durch unterschiedliche Verfahren aus Standardheparin gewonnen. Es hat einen stärkeren thromboseprophylaktischen Effekt in der Blutgerinnungskaskade. Auch am Gefäßepithel selbst wird die Thromboseneigung reduziert. Eine verminderte Blutungsgefahr hat sich bisher nicht bestätigt.

Die funktionelle Halbwertszeit von NMH nach s. c.- oder i. v.-Verabreichung ist doppelt so hoch wie beim traditionellen Heparin. Dadurch ist eine einmal tägliche, subkutane Injektion ausreichend. Auch die Bioverfügbarkeit ist hier wesentlich günstiger. Die Thrombozytenaggregationsreaktion sowie die Gefahr einer heparininduzierten Thrombozytopenie (HIT) ist geringer.

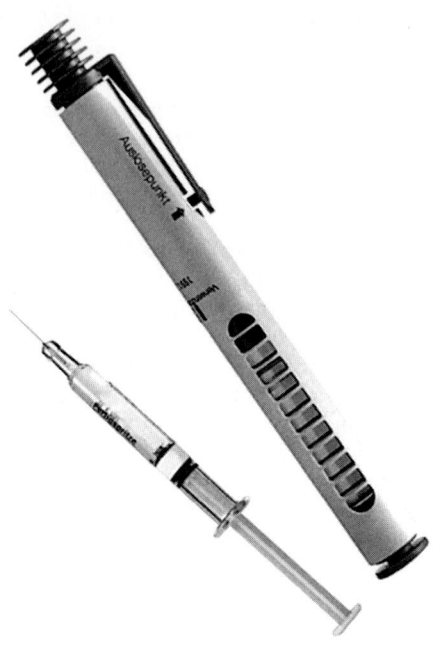

Abb. 40: NMH-Heparin-Fertigspritze und -Pen (Mono-Embolex, Novartis)

Niedermolekulares Heparin wird in Form von Fertigspritzen, Glasampullen und dosisprogrammierten Pens angeboten. Aus den beschriebenen Gründen kann die Menge von NMH nicht auf den üblichen Heparinspritzen abgelesen werden (☞ Abb. 40).

7.2.2 Indikationen

Thromboseprophylaxe
Im Bereich der operativen Disziplinen konnten durch die Heparinprophylaxe die tödlichen Lungenembolien auf 15 % im Vergleich zu nicht behandelten Patienten gesenkt werden. Gefürchtete Venenthrombosen werden vermieden.

Bei der Low-Dose-Heparinisierung muss die Gerinnung nicht regelmäßig kontrolliert werden. Zur Früherkennung einer heparininduzierten Thrombopenie ist nur die Thrombozytenzahl regelmäßig zu überwachen. Empfohlen wird dies vor Beginn der Heparintherapie, am 1. Tag nach Behandlungsbeginn und anschließend ca. zweimal pro Woche.

Bei einer Heparinisierung werden teilweise *andere Laborparameter verfälscht*. Es kann zu falsch niedrigen Serumcholesterinergebnissen sowie falsch erhöhten Schilddrüsen- und Blutzuckerwerten (bis zu + 30 mg %) kommen.

Therapeutische Indikationen

Indikationen für die intravenöse Heparintherapie sind tiefe Beinvenenthrombosen, Lungenembolien und akute arterielle Verschlüsse. Üblicherweise verabreicht man zu Behandlungsbeginn einen Bolus von 5.000 bis 10.000 I.E. Heparin und im weiteren Verlauf 20.000 bis 50.000 I.E. pro Tag als Dauertropf oder per Injektionspumpe (Perfusor®). Auch die i. v.-Applikation von dreimal täglich 10.000 I.E. ist möglich. Die Dosis orientiert sich an den PTT-Laborparametern (Verlängerung der partiellen Thromboplastinzeit auf das Zwei- bis Dreifache der Norm). Eine hochdosierte subkutane Verabreichung ist wegen häufig ausgedehnter Hautblutungen nicht empfehlenswert.

Bei Operationen im Bereich von Herz und Lunge sowie bei der Hämodialyse wird die extrakorporale Zirkulation durchgeführt. Auch dafür wird eine Heparinisierung des Blutes notwendig. Mit Heparindosen von 20.000 I.E. therapiert man die Verbrauchskoagulopathie, soweit keine schweren Blutungen bestehen.

7.2.3 Nebenwirkungen und Neutralisation von Heparin

Kopfschmerzen, Übelkeit, vorübergehender Haarausfall, Schmerzempfindungen im Bereich der thrombosierten Gefäße sowie allergische Reaktionen wie Juckreiz, Hautausschläge oder Asthma werden vereinzelt beschrieben. Bei Langzeitanwendung über mehr als 10 Wochen kann eine Osteoporose entstehen.

Bei etwa 0,5 % der Patienten entwickelt sich nach 5 bis 20 Tagen Therapie die schwerwiegende *heparininduzierte Thrombopenie* (HIT) Typ II („white clot syndrome"). Die Thrombozytenzahl fällt unter 50 % des Normalwertes. Pathophysiologisch liegt eine antikörperinduzierte Thrombozytenaktivierung zugrunde, die Thrombozyten werden übermäßig verbraucht und es kommt zu folgenschweren Thromboembolien.

Die Heparingabe muss bei Verdacht auf HIT Typ II sofort unterbrochen werden. Das derzeit einzige in Deutschland zugelassene Medikament zur Behandlung der HIT Typ II ist Hirudin (Refludan®). PPSB und Antithrombin sind für die Therapie nicht geeignet, da sie Heparinanteile enthalten.

Bei der Wiederholung einer Heparintherapie bei solch prädisponierten Patienten ist eine Reaktion innerhalb weniger Stunden zu erwarten. Darum müssen die Betroffenen über ihre Erkrankung informiert und mit einem Ausweis versorgt werden.

Bei Blutungen, die bei 10 bis 20 % der Behandelten auftreten, kann unfraktioniertes Heparin durch Protamin schnell und vollständig neutralisiert werden. Um Kreislaufreaktionen zu vermeiden, ist Protamin langsam i. v. oder aber, vor allem in höherer Dosierung, i.m. zu verabreichen.

Die Neutralisation von niedermolekularem Heparin gelingt nur teilweise und langsam.

Kontraindiziert ist selbst Low-Dose-Heparin bei manifesten hämorrhagischen Diathesen, gastrointestinalen Blutungen und bakterieller Myokarditis.

7.2.4 Lagerung und Anwendungshinweise

Das auf der Verpackung aufgedruckte Haltbarkeitsdatum ist zu beachten. Die Injektionslösungen sollten zwischen 4° und 25 °C gelagert werden. Durch die Beigabe eines Konservierungsmittels (z. B. Cresol) ist die angebrochene Durchstechflasche bis zu 4 Wochen haltbar (Herstellerhinweise beachten!). Injektionslösungen sind jedoch generell erst unmittelbar vor der Applikation aufzuziehen.

Als Injektionsort wird am häufigsten die Bauchhaut gewählt. Nach Abdominaloperationen und bei Schwangeren ist auch eine

Applikation in den Oberschenkel oder in begrenztem Umfang in den Oberarm möglich.

Es wird dabei die Hautfalte mit möglichst wenig Druck abgehoben und vor der Injektion nicht aspiriert, um das Risiko einer Hämatombildung zu verringern.

Die subkutane Verabreichung kann auch vom Patienten selbst durchgeführt werden und wurde durch Pen-Injektionsgeräte wesentlich vereinfacht.

Eine versehentliche intramuskuläre Injektion kann ausgeprägte Hämatome zur Folge haben und ist deshalb strikt zu vermeiden. Aus diesem Grund ist besonders bei kachektischen Patienten auf eine ausreichende Hautfettschicht zu achten.

8 Blutentnahmen

8.1 Die venöse Blutentnahme

8.1.1 Anatomie der oberflächlich verlaufenden Venen des Arms

Das Unterhautfettgewebe ist im Bereich der *Ellenbeuge* teilweise, besonders bei Frauen, so stark ausgeprägt, dass die zu punktierenden Venen nicht mehr sichtbar oder tastbar sind. Die Venenverläufe variieren individuell sehr unterschiedlich (☞ Abb. 41).

Es finden sich dort die *Venae medianae basilica et cephalica* mit ihren Übergängen in den Oberarm sowie die *Vena mediana cubiti*. Die Vena basilica sammelt das Blut aus der Handvorderseite und dem mittleren Teil des Unterarms. Die Cephalica kommt vom Handrücken und der Unterarmaußenseite.

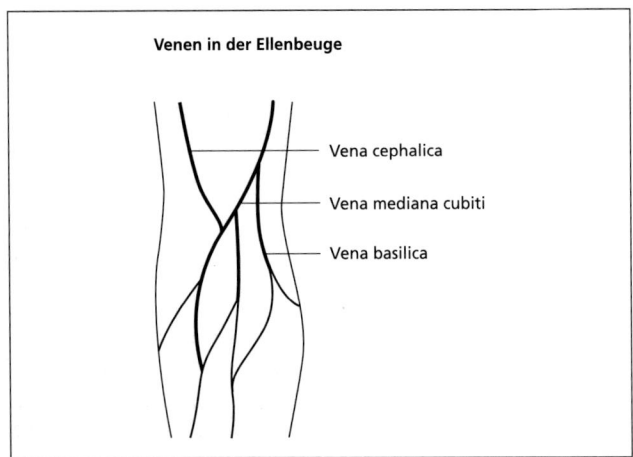

Venen in der Ellenbeuge

— Vena cephalica

— Vena mediana cubiti

— Vena basilica

Abb. 41: Venen in der Ellenbeuge

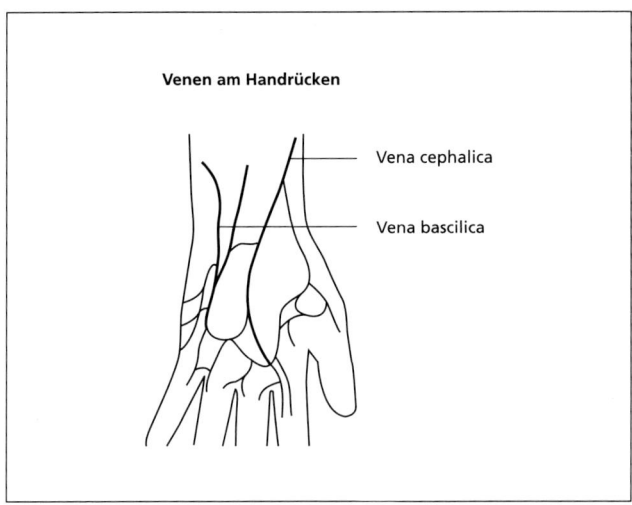

Abb. 42: Venen am Handrücken

Eine deutliche Verbindungsvene stellt die Vena mediana cubiti dar, die zur i. v.-Blutentnahme durchaus geeignet ist. Für Injektionen und Infusionen ist die Nähe zu Nerven und arteriellen Gefäßen problematisch. Bei Venenverweilkanülen stört zudem die Beweglichkeit der Ellenbeuge.

Am *Unterarm* verläuft zudem die *Vena mediana antebrachii,* die das Blut der Unterarmvorderseite führt. Auch die in ihrem Verlauf sichtbaren Venae cephalica und basilica lassen sich am Unterarm gut punktieren. Es besteht keine direkte Nachbarschaft zu den tiefer liegenden Arterien.

Am *Handrücken* verlaufen diverse Handrückenvenen, die meist gut sichtbar sind. Zugleich ist der Bereich sensorisch gut versorgt, so dass die Venenpunktion schmerzhafter ist. Lässt man die Faust ballen, kann man besonders gut die auf der Daumenseite verlaufende V. cephalica punktieren (☞ Abb. 42).

8.1.2 Das Aufsuchen der Injektionsstelle

Damit die Venen sichtbar hervortreten und die Blutprobe zügig entnommen werden kann, wird dem Patienten am Oberarm oder besser eine Handbreit oberhalb der beabsichtigten Punktionsstelle eine *Staubinde* angelegt. Der Arm wird durchgedrückt, evtl. durch eine kleine *Unterlage* unterstützt und unter Herzniveau abgesenkt, der Patient aufgefordert, die Faust zu ballen. Der Patient sollte den Arm nicht frei halten müssen, da er bei einer fehlenden Unterstützung evtl. der Punktion durch eine spontane Bewegung ausweicht. Wird das Ellenbogengelenk nicht genügend durchgedrückt, verschwindet die Vene leicht im umgebenden Gewebe.

Der venöse Rückfluss sollte vollständig gestaut sein, der Puls, um den arteriellen Zufluss zu gewährleisten, tastbar bleiben. Die Stauung kann auch durch eine auf ca. 90 bis 100 mmHg (zwischen systolischem und diastolischem Blutdruckwert) aufgepumpte Blutdruckmanschette herbeigeführt werden.

⚡ **Achtung**

Eine beginnende bläuliche Verfärbung des Armes signalisiert eine zu starke Stauung, die Staubinde ist dann kurzfristig zu lösen und erneut anzulegen.

Verhärtete, entzündete oder mehrfach punktierte Venen sollten gemieden werden.

Für die Auswahl der Vene inspiziert man Beschaffenheit und Verlauf der Vene und beurteilt durch Betasten den Füllungszustand sowie die Nähe zu Sehnen, Muskeln und (pulsierenden!) Arterien. In der Ellenbeuge ist die Nähe zu Arterien besonders gegeben. Häufige Punktionsversuche an dieser Stelle können die Passierbarkeit dieser Körperstelle für an diesem Arm angelegte Infusionen deutlich einschränken. Deshalb sind Venen im distalen Bereich des Armes zu bevorzugen.

Wenn der Venenverlauf schwer erkennbar ist, sind folgende Vorgehensweisen zur Förderung der venösen Durchblutung und zur Venenerweiterung hilfreich:

● wiederholtes Öffnen und Schließen der Faust im gestauten Zustand

- Beklopfen der Punktionsstelle
- Massage des Unterarms von distal nach proximal
- warmes Armbad oder feuchtwarmer Wickel.

 Merke

War die Stauung wegen Schwierigkeiten beim Aufsuchen der Punktionsstelle mehr als drei Minuten angelegt, sollte sie vor der Blutentnahme für mindestens eine Minute gelöst werden, um eine damit verursachte Veränderung der Analysewerte mit entsprechender Fehlinterpretation der Laborergebnisse zu vermeiden. Eine zu lange Stauung verändert Werte wie Serumeiweiß, Kalium, Kalzium und Hämatokrit.

8.1.3 Die Venenpunktion

Als Schutz gegen hämatogene Infektionen sind beim Umgang mit Blut generell *Einmalhandschuhe* zu tragen. Die Punktionsstelle und die Finger der untersuchenden Person sind sorgfältig mit einem Hautdesinfektionsmittel zu *desinfizieren.*

Durch ein Straffen der Haut im Venenverlauf nach distal wird das Eindringen der Kanüle erleichtert und das Gefäß fixiert. Das Fixieren von „Rollvenen" kann auch durch ein seitlichen Straffen der Haut durch von hinten den Arm umfassende Daumen und Zeige- oder Mittelfinger des Untersuchers erfolgen.

Am Handrücken kann die Haut über die Mittelhandknochen gestrafft werden. Hier ist die Punktion in eine Venengabelung sinnvoll, um das Wegrollen der Venen zu vermeiden.

Verwendet werden Kanülen mit einem äußeren Mindestdurchmesser von 0,8 mm (21 G). Die Nadel ist in einem flachen Winkel von maximal 15° unter der Haut von distal nach proximal (in venöser Verlaufsrichtung) ca. 1 cm in die Vene mit der Schlifffläche nach oben einzuführen (☞ Abb. 43).

Der Kanülenansatz wird mit dem Zeigefinger zur Hautoberfläche hin abgestützt, mit dem Daumen kann die Nadel von oben her festgehalten werden. Einer Lageveränderung der Nadel mit der Gefahr einer Gefäßperforation kann dadurch wirkungsvoll vorgebeugt werden

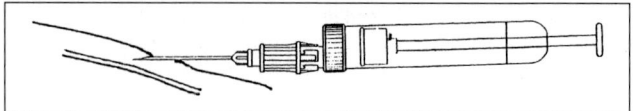

Abb. 43: Blutentnahmeröhrchen mit Ventil

Vegetativ gesteuerte Gefäßkontraktionen durch Schmerzreiz können zu Problemen bei der Blutentnahme führen. Bei sehr dünnen Venenverhältnissen ist die Verwendung einer „Butterfly-Kanüle" indiziert.

Bei dünnen Venen bleibt die Stauung über die gesamte Blutentnahme erhalten, der Patient wird zum Öffnen der Faust aufgefordert. Bei gut ausgebildeten Gefäßverhältnissen kann der Stau vollständig gelöst werden.

Soweit es der Handlungsablauf erlaubt, sollte die Punktionskanüle über die gesamte Zeit in der beschriebenen Weise festgehalten werden. Die erforderliche Blutmenge ist langsam zu entnehmen. Nach der Blutentnahme ist die Punktionsstelle für mind. 3 Min. leicht zu komprimieren, um ein Nachbluten sowie eine Hämatombildung zu vermeiden. Zudem kann der Patient den Arm hochhalten. Damit eine Verschmutzung der Patientenkleidung vermieden wird, sollte danach ein kleines Pflaster aufgeklebt werden.

Systeme mit Ventil sowie Vakuumröhrchen sind praktikabler als Entnahmeröhrchen mit Saugkolben. Bei der Entnahme von Blut in mehrere Laborröhrchen ist es sinnvoll, Blutsenkung und Gerinnungswerte am Schluss der Punktion durchzuführen, da die Röhrchen danach gleich leicht geschwenkt (nicht geschüttelt!) werden müssen.

8.2 Die Entnahme von Kapillarblut

Die *kapillare Blutgewinnung* eignet sich besonders für die Bestimmung des *Blutzuckers,* des *Hämatokrits* und der *Blutgasanalyse,* selten noch des *Blutbilds* und erleichtert die Blutentnahme bei häufigeren Laboruntersuchungen.

Als Injektionsstellen wählt man den unteren Rand der *Ohrläppchen,* an den *Fingerkuppen* die seitlichen Anteile, wo sich weniger Schmerzrezeptoren befinden. Beim *Säugling* wird bevorzugt die *Ferse* zur Kapillarblutentnahme benutzt. Die Aufnahme des Blutes erfolgt mit Teststreifen z. B. für Blutzuckergeräte oder mit Glaskapillaren, die für die Blutgasanalyse heparinisiert sein müssen.

Um die Blutgewinnung zu fördern, kann die Körperstelle beispielsweise mit einem warmem Wasserbad vorgewärmt oder mit einer hyperämisierenden Salbe eingerieben werden. Der venöse Rückstrom kann am Finger durch Kompression des Mittelglieds reduziert werden.

Mit einer Lanzette oder einem Punktionsgerät wird rasch und genügend tief eingestochen. Der erste Tropfen wird abgewischt, da er zu viel Flüssigkeit aus dem Interstitium enthält. Danach kann bei einem ausreichend großen Tropfen das Blut mit einer Glaskapillare oder einem Teststreifen aufgenommen werden. Eine leichte Unterbindung des venösen Rückstroms kann weiter erfolgen, allerdings soll das Blut nicht ausgepresst werden, da dies zu einem vermehrten Serumaustritt oder zur Hämolyse führt.

Anhang

Übersicht Kanülenarten

Tab. 7: Injektionskanülen Standard

Pravaz*- Nr.	Länge (mm)	Länge (Zoll)	Durch-messer (mm)	Gauge	Farbe	Verwendung
1	40	1 1/2	0,90	20 G	gelb	intravenös, intramuskulär (☞ S. 49 ff.)
2	40	1 1/2	0,80	21 G	grün	
12	30	1 1/4	0,70	22 G	schwarz	intravenös, intramuskulär (☞ S. 49 ff.)
14	30	1 1/4	0,60	23 G	blau	
16	25	1	0,60	23 G	blau	subkutan (30–45°-Winkel) (☞ S. 27 ff.)
17	25	1	0,55	24 G	violett	
18	25	1	0,50	25 G	rot	intravenös (Pädiatrie)
18	25	1	0,45	26 G	rot	intrakutan
20	20	4/5	0,40	27 G	grau	

Die Maße und Farbtöne können geringfügig variieren.

* Charles Gabriel Pravaz, Lyon (Frankreich) 1791–1853

Tab. 8: Injektionskanülen Spezial

Länge (mm)	Länge (Zoll)	Durch-messer (mm)	Gauge	Farbe	Verwendung
12	1/2	0,29	30 G	beige	
12	1/2	0,4	27 G	grau	subkutan (90°-Winkel) (☞ S. 27 ff.)
10	3/8	0,45	26 G	braun	
12	1/2	0,45	26 G	braun	
16	5/8	1,45	27 G	braun	
16	5/8	0,5	25 G	orange	
50	2	1,2	18 G	rosa	Aufziehkanüle, Blutentnahme
50	2	1,1	19 G	weiß	
50	2	0,9	20 G	gelb	
50	2	0,8	21 G	grün	intramuskulär
50	2	0,7	22 G	schwarz	(☞ S. 49 ff.)
40	1 1/2	0,6	23 G	blau	
40	1 1/2	0,7	22 G	schwarz	intramuskulär
70	2 4/5	0,9	20 G	gelb	intramuskulär (☞ S. 49 ff.)
40	1 1/2	1,2	18 G	rosa	
40	1 1/2	1,1	19 G	weiß	Blutentnahme, Varizenver-ödung
40	1 1/2	0,9	20 G	gelb	
30	1 1/4	1,1	19 G	weiß	
30	1 1/4	0,8	21 G	grün	
25	1	0,9	20 G	gelb	Blutentnahme
25	1	0,8	21 G	grün	
25	1	0,7	22 G	schwarz	
16	5/8	0,8	21 G	grün	

Die Maße und Farbtöne können geringfügig variieren.

Pravaz

Die Pravaz-Nummer („Größe") umfasst nur Standardkanülen zwischen 20 und 40 mm Länge und einem Durchmesser von 0,4 bis 0,9 mm. Die Nummerierung, die nicht kontinuierlich erfolgt, sondern Lücken aufweist, richtet sich primär nach der Nadellänge und an zweiter Stelle nach dem Kanülendurchmesser.

Gauge

Die englische Gauge-Nummer orientiert sich am Durchmesser der Injektionskanülen zwischen 18 G (1,2 mm) und 27 G (0,4 mm), wobei die Nadellängen stark variieren können. Sie ist als alleinige Angabe somit kein Hilfsmittel für die Materialbestellung noch für die Auswahl der richtigen Kanülenart für eine bestimmte Injektionsart.

Ansatzfarbe

Die Farbe des Kanülenansatzes und der industriellen Verpackung ist standardmäßig an der Gauge-Nummerierung ausgerichtet und kann deshalb auch nicht zur Orientierung für die Auswahl der Nadeln dienen. Zudem variiert die Intensität des Farbtons bei den Produkten unterschiedlicher Lieferfirmen.

Literaturverzeichnis

Böckers, M./Böhm, G.: Embolia cutis medicamentosa. In: Medwelt 1983, S. 1450

Cockshott, W. et al.: I.m.-Injektion – Die landet meist gar nicht im Muskel. In: Medical Tribune 1982, S. 27

Dvoxák, J.: Neue Technik der intramuskulären Injektionen. In: Münchener Medizinische Wochenschrift 1975, S. 832

Euridiki: Nadelstichverletzungen in Klinik und Praxis. Sandoz, Nürnberg 1996

Fortmann, A.: Zur Technik der intramuskulären Injektion. In: Deutsche Hebammen-Zeitschrift 1989, S. 120

Gabka, J.: Injektions- und Infusionstechnik – Praxis/Komplikationen. de Gruyter, Berlin 1988 (4. Aufl.)

Hildebrand, N.: Injektionen – Infusionen – Blutentnahmen leicht gemacht. Jungjohann, Neckarsulm 1995 (3. Aufl.)

v. Hochstetter, A.: Die intraglutäale Injektion. Stuttgart 1958

v. Hochstetter, A.: Eine sichere Technik der intramuskulären Injektion im Oberschenkel. In: Schweizer Medizinische Wochenschrift 1969, S. 266

Humbert, H.: Intramuskuläre Injektionen. In: Die Schwester/Der Pfleger 1987, S. 767

Humbert, H.: Subkutane und intramuskuläre Injektionen. Novartis, Nürnberg 1998 (2. Auflage)

Kaiser, H./Fischer, W.: Techniken der Injektion. Selecta, Planegg 1987 (6. Aufl.)

Kemkes-Matthes, B./Oehler, G.: Blutgerinnung und Thrombose. Thieme, Stuttgart 1998 (2. Aufl.)

Kessler, Ch.: Umstrittene Insulin-Lagerung. In: Die Pflegezeitschrift 7/96, S. 484

Kristel, K.H.: Pflege in Therapie und Diagnostik – Punktionen und Biopsien. In: Die Schwester/Der Pfleger 1990, S. 844

Müller-Vahl, H. et al.: Schäden durch intramuskuläre Injektion. In: Deutsches Ärzteblatt 1995, S. 2626

Neander, K.-D.: Aseptische Nekrosen durch intramuskuläre Injektionen. In: Deutsche Krankenpflegezeitschrift 1987, S. 165

Osterbrink, B.: Überholt. In: Die Pflegezeitschrift 6/96, S. 424

Sachtleben, P.: Der gefährliche „obere, äußere" Quadrant. In: Deutsche Medizinische Wochenschrift 1988, S. 531

Sachtleben, P.: Die Crista-Methode der intraglutäalen Injektion. In: Deutsche Krankenpflegezeitschrift 1983, S. 567

Schell, W.: Injektionsproblematik aus rechtlicher Sicht. Kunz, Hagen 1991 (2. Aufl.)

Schuler, G.: Erhöhtes Infektionsrisiko. In: Diabetes-Journal 10/93

Use, G.: Wie empfindlich ist Insulin? In: Diabetes-Journal 10/93

van der Zypen, E.: Die Faszienlogen der Extremitäten. Sandorama 2, Basel 1985

o.V. Injektion in den oberen äußeren Quadranten – Inzwischen obsolet, aber alle machen weiter. In: Medical Tribune 1987, S. 4

Stichwortverzeichnis

Michael Seifert
Pflege von Diabetespatienten

2002. 136 Seiten mit 17 Abb. und 21 Tab. Kart.
€ 11,–/sFr 20,–
ISBN 3-17-016330-2
Pflegekompakt

Kompetente Betreuung, Beratung und Anleitung sind Qualifikationen, die für Pflegende im Umgang mit Diabetespatienten von ganz besonderer Bedeutung sind. Dieses bislang einzigartige Buch zeigt, wie man's richtig macht: Kompakt, verständlich und praxisnah stellt es medizinisches Basiswissen, Überwachungsmaßnahmen sowie das ganze Spektrum der therapeutischen Handlungen dar. Dabei geht der Autor, anhand der Aktivitäten des täglichen Lebens, auf potenzielle Früh- und Spätkomplikationen und deren Vermeidung sowie spezielle Kontrolluntersuchungen ein. Ein unentbehrlicher Leitfaden für alle Pflegenden, die in der Alltagspraxis mit Diabetespatienten zu tun haben.

Der Autor: **Michael Seifert** ist Krankenpfleger und als Diabetesberater der Deutschen Diabetes-Gesellschaft in Hamburg tätig.

W. Kohlhammer GmbH
Verlag für Krankenhaus und Pflege · 70549 Stuttgart

Kohlhammer